Willibald Gawlik
Samuel Hahnemann
Synchronopse seines Lebens

Zum 200. Geburtstag
der Homöopathie

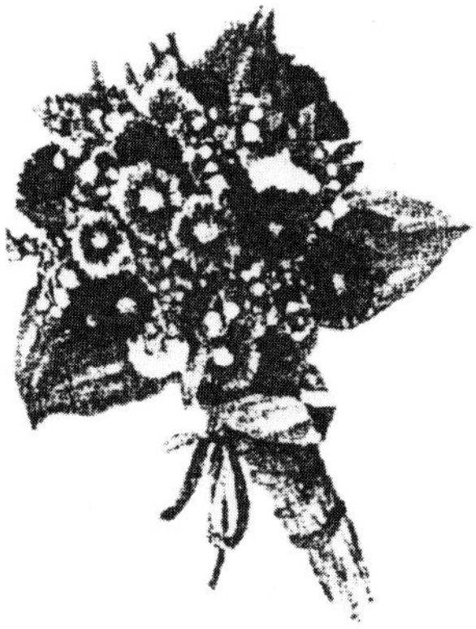

Samuel Hahnemann Synchronopse seines Lebens

Geschichte, Kunst, Kultur und Wissenschaft bei Entstehung der Homöopathie 1755–1843

Dr. med. Willibald Gawlik

---

6 Abbildungen, 4 Tabellen, 1 Falttafel
2 Kartenskizzen, 6 Faksimiles

Sonntag Verlag Stuttgart

Die Deutsche Bibliothek – CIP-Einheitsaufnahme

Gawlik, Willibald:
Samuel Hahnemann : Synchronopse seines Lebens ; Geschichte, Kunst, Kultur und Wissenschaft bei der Entstehung der Homöopathie 1755–1843 ; 5 Tabellen / Willibald Gawlik. – Stuttgart : Sonntag, 1996
ISBN 3-87758-110-2

Anschrift des Verfassers:
Dr. med.
Willibald Gawlik
Hofzaunweg 11
83677 Greiling

Wichtiger Hinweis
Wie jede Wissenschaft ist die Medizin ständigen Entwicklungen unterworfen. Forschung und klinische Erfahrung erweitern unsere Erkenntnisse, insbesondere was Behandlung und medikamentöse Therapie anbelangt. Soweit in diesem Werk eine Dosierung oder eine Applikation erwähnt wird, darf der Leser zwar darauf vertrauen, daß Autoren, Herausgeber und Verlag große Sorgfalt darauf verwandt haben, daß diese Angabe dem Wissensstand bei Fertigung des Werkes entspricht.
Für Angaben über Dosierungsanweisungen und Applikationsformen kann vom Verlag jedoch keine Gewähr übernommen werden. Jeder Benutzer ist angehalten, durch sorgfältige Prüfung der Beipackzettel der verwendeten Präparate und gegebenenfalls nach Konsultation eines Spezialisten, festzustellen, ob die dort gegebene Empfehlung für Dosierungen oder die Beachtung von Kontraindikationen gegenüber der Angabe in diesem Buch abweicht. Eine solche Prüfung ist besonders wichtig bei selten verwendeten Präparaten oder solchen, die neu auf den Markt gebracht worden sind. Jede Dosierung oder Applikation erfolgt auf eigene Gefahr des Benutzers. Autor und Verlag appellieren an jeden Benutzer, ihm etwa auffallende Ungenauigkeiten dem Verlag mitzuteilen.
Geschützte Warennamen (Warenzeichen) werden nicht besonders kenntlich gemacht. Aus dem Fehlen eines solchen Hinweises kann also nicht geschlossen werden, daß es sich um einen freien Warennamen handele.

ISBN 3-87758-110-2

Printed in Germany 1996
Satz und Druck: Pustet, Regensburg
Grundschrift: 9½/10½ Times, System Linotype-Hell

Inhaltsverzeichnis

II. Musik zur Zeit Hahnemanns

III. Literatur und Malerei zu Zeiten Hahnemanns

IV. Biologie, Chemie, Mathematik und Physik und Technik in jener Zeit

V. Politik, Geschichte und Kulturgeschichte zu Lebzeiten Hahnemanns

VI. Philosophische Grundlagen der Homöopathie

Über den Autor:
Dr. med. Willibald Gawlik, (geb. 1919).
Nach Approbation und Promotion zunächst mehrere Jahre klinische Tätigkeit, u. a. im Homöopathischen Krankenhaus in Höllriegelskreuth bei München. Seit 1955 niedergelassen als Arzt für Allgemeinmedizin mit der Zusatzbezeichnung Homöopathie und Naturheilverfahren. Von 1969 bis 1976 1. Vorsitzender des Deutschen Zentralvereins homöopathischer Ärzte. Von 1976 bis 1990 Vorsitzender des Arbeitskreises homöopathischer Ärzte im Deutschen Zentralverband der Ärzte für Naturheilverfahren. Von 1978 bis 1990 Mitglied der Homöopathischen Arzneibuchkommission im BGA (Bundesgesundheitsamt) in Berlin. Von 1980 bis 1990 Vorsitzender der Arzneimittelkommission D für Aufbereitung und Zulassung homöopathischer Arzneimittel im BGA.

Vorwort

»Wissen und Sein ist nämlich dasselbe«
PARMENIDES

Das ideale Bild von einem genialen Menschen, nach dem unsere Vorväter strebten, entzieht sich in der heutigen Zeit zunehmend der Verwirklichung. Menschen dieser Art, ideologisch, künstlerisch, wissenschaftlich, philosophisch und naturwissenschaftlich nicht nur gebildet, sondern auch sprachgelehrt, sind selten.
In der Zeit des 18. Jahrhunderts waren die Wege der Kunst und der Wissenschaft noch vergleichsweise überschaubar, und es schossen allenthalben weltumspannende Geister hoch. Solche Begabungen, aber auch Fleiß bei einem einzigen Menschen, und eine ungeheure Neugier und Staunen in dieser Welt waren immer dünn gesät. Die großen Enzyklopädisten hatten den Ruf nach Allgemeinbildung, gepaart mit Seelengröße, Moralbewußtsein und Schöpferkraft, mit Aktivität und ungeheurer Kreativität in dieser Zeit zum erstenmal erhoben. VOLTAIRE und GOETHE, als Beispiel, erfüllten diesen Anspruch mit beträchtlichem und dauerhaftem Erfolg.
In dem Maße aber, in dem die kollektive Einsicht der Menschheit in gegebene und selbst verursachte Erscheinungen zunahm, zerfiel jene bewundernswerte, vielleicht höchste Daseinsform des Einzelwesens. Doch gab es in jener Zeit noch ein geniales Wesen, das 1755 geboren wurde und bei dem alle damaligen geforderten Ansprüche erfüllt schienen, eben C. F. SAMUEL HAHNEMANN.
Heute ist die Kluft zwischen Geistesgeschichte und Naturerkenntnis nahezu unüberbrückbar geworden. Seit dieser Zeit löste sich immer deutlicher die Verbindung von darstellendem und kreativem Talent, von Inspiration und Ordnungswillen, Neuschaffen und Strukturbereiten.
Selbst der Dichter nahm Abschied vom Fachgelehrten. Die Wahrheit lief eigentlich nur selten und verarmt, sowohl in der Wissenschaft als auch in der Kunst. Und wer etwa versuchte, die Geschichte neu zu gestalten, statt sie lediglich zu schildern, zu berichten, wie etwa OSWALD SPENGLER, der wurde von den Hütern der objektiven Wissenschaft zurückgewiesen, hämisch zurückgewiesen. Dieses Jahrhundert, in dem HAHNEMANN geboren wurde, war nicht blutleer, es war liebenswürdig, bewundernswert, zeigte manchmal viel Anachronismus in der Kunst oder in der Wissenschaft. In ihm war, wie in allen genialen Menschen dieser Zeit, ein Drang nach jener universalen Weltbetrachtung, die unglaublich war. Er brachte dazu ein unwahrscheinliches enzyklopädisches Wissen mit, das sich

neben allen Gebieten der Kunst und Geistesgeschichte, auch und insbesondere auf Sprache, Philosophie, Medizin und entferntere Bereiche wie Geologie und Technik erstreckte.
Sodann besaß er die Gabe einer ebenso klugen und klaren, aber durchleuchtenden Sprache, mit deren Hilfe er ein Gedankengebäude einzureißen verstand, als auch seinem Zeitgeist lebendige Existenz einzuhauchen vermochte.
Man kann aus HAHNEMANNS Schriften tatsächlich solches herauslesen, herausspüren. All diese Fähigkeiten aber waren Attribute eines Menschen, der in einer solchen Vielseitigkeit nicht seinesgleichen hatte.
HAHNEMANN sah voraus, daß die Fachwelt der Medizin in ihm einen Dilettanten im alten und besten Sinne sah. Überzeugt von der Richtigkeit seiner Auffassung und durchdrungen von der Unvermeidbarkeit einer subjektiven Sicht, hat er selbst sich angekündigt als ein »eigenes Individuum, das weder vollständig noch allgemeingültig sei.«
Der einzige Weg, in die Kausalität von Krankheit und kranken Menschen einzudringen, schien ihm der eines *Künstlers*, schien ihm eigentlich das schöpferische Erlebnis. Hier kommen wir auch an den Gedanken von GOETHE heran, der gesagt hat: »Den Stoff sieht jedermann vor sich, den Gehalt indes nur der, der etwas dazu zu tun hat.«
So legitimiert unternahm HAHNEMANN es, eine neue Wissenschaft des Heilens zu entdecken, aufzubauen, zu strukturieren und exakt und genau alles aufzuschreiben. Daß diese seine Ideen, seine Gedanken, die uns heute größte Bewunderung abringen, auch eine große, geistige Affinität zu seinem Jahrhundert haben, darüber muß man sich im klaren sein. Er war ein Mensch, der zur Zeit HEGELS lebte, und interessant bei ihm ist, daß sein Zeitgeist ihn selbst bei gelegentlichen Ausflügen in die Maßlosigkeit nie das Ziel der rechten Universalität aus den Augen verlieren ließ.
Seine Ehrfurcht vor dem erkennbaren und nachweislichen Rohstoff der Schöpfung ist ehrlich und groß.
Seine unglaubliche Belesenheit hat, wenn man ihn zu lesen versteht, einen charmanten Witz, einen exakt wissenschaftlichen Verstand und wahrhaft subtilen Kunstgeschmack. Er gibt unzählige Aspekte der kulturgeschichtlichen Entwicklung des europäischen Menschen vom Tage seiner Geburt bis zu seinem Ende. HAHNEMANN stellte sein Denken in seine äußere und geistige Umwelt, er schilderte seinen Alltag, seine ganze Tätigkeit in einer Frische, wie all die großen ideologischen Strömungen seiner Zeit.
Was er uns bietet, ist niemals verfälscht, sondern eher eine sublimierte Wahrheit – ein Extrakt aus dem reichen Stoff des Lebens, der in solchem Konzentrat schärfer, kräftiger, farbiger, aber niemals wesenverschieden

erscheint. Er schließt, um noch ein anderes Bild zu zeigen, jene Kluft zwischen schöpferischem und darstellendem Talent, unter der unsere Schulwissenschaft so leidet. So gelingt es ihm, mit Hilfe einer malerisch inspirierten Sprache, die genaue Tönung, die genaue Atmosphäre seines Zeitstils zu erfassen, mit jedem Wort eigentlich und mit jedem Gedanken.

Am überzeugendsten wirkt er da, wo er versucht, in der Medizin ein historisches Urbild von staubiger Interpretation zu befreien, und nirgends gelingt es ihm besser, als in der Darstellung der Gedanken der Heilung der Krankheit und des kranken Menschen. Ihm selbst, der diese gewaltige Tat vollbrachte, der in seinem Zeitalter genial war und dessen Genialität sich auch auf das Zeitalter übertragen hat, der diese Fülle von Visionen vor uns auszubreiten vermochte, ist man vorbehaltlos Anerkennung schuldig. Sie gilt seiner ganzen Lehre, die ganz einfach in einem Aufruf zur Achtung vor den Interessen der Mitmenschen, besonders der kranken Menschen besteht.

Jetzt, da er schon bei den Schatten wohnt, vor dem er so überzeugend eine Lehre zu neuem Leben erwecken konnte, ist es klar geworden, wie weit er seine Generation überragte. Um das zu verstehen, muß man seine Zeit betrachten, in allen ihren hervorragenden Attributen. In seiner Person steht noch einmal diese berauschende Fiktion vom universalen Menschen vor uns auf, mit allem was dazugehört.

Seine schöpferische Begabung wird in der Geschichtsschreibung eine besondere Rolle einnehmen, als eine der eigenwilligsten und faszinierendsten gedanklichen Exkurse in eine Welt hinein, die für die damalige Zeit fast unmöglich schien und sich mit Dingen beschäftigt, die immensurabel sind, die nicht meßbar sind, die jenseits der Loschmidtchen Zahl (1863) stehen. Hier ein genialer Gedanke zugleich mit der Betrachtung des Arzneimittels und dessen Wirkung auf einen gesunden Organismus, der mit Symptomen antwortet, genauso wie er bei einer Krankheit mit Symptomen antwortet. Und schließlich die Ähnlichkeit eines solchen Arzneimittelprüfungsbildes mit der Ähnlichkeit der Symptomatik einer Krankheit. Eine Fülle von Gedanken, eine Fülle von Wissen, von universalem Mensch-Sein steht hier hinter dieser Kraft von neuen Gedanken. Und wenn wir einmal ganz ruhig darüber nachdenken, dann packt uns eine ungeheure Hochachtung, packt uns eine Ehrfurcht vor einem solchen Menschen.

Greiling, Sommer 1996 Dr. med. Willibald Gawlik

I.
Hahnemann – Leben und Wirken

1. Synchronopse des Lebens von Christian Friedrich Samuel Hahnemann, dem Begründer der Homöopathie

»Die Biographie jedes Menschen aber ist in die Gesellschaft verflochten und ohne sie unverständlich.«
CARL FRIEDRICH VON WEIZSÄCKER

In den fast 240 Jahren, seit HAHNEMANN geboren wurde, sind viele Biographien über ihn geschrieben worden. Viele Interpretationen seines Denkens, seines Handelns, seiner unglaublichen Genialität kamen zu Papier.
Viele Biographien über berühmte Menschen der verschiedenen Denkrichtungen habe ich in meinem Leben gelesen. Gerade auch von und über Ärzte bestimmter Therapierichtungen, und immer versuchte ich, die Persönlichkeit des jeweiligen Arztes zu verstehen. Es hat oftmals Jahre gebraucht, bis ich alles verstanden habe. Dies trat jedoch stets erst dann ein, wenn ich mich auch mit der Zeit beschäftigte, in der der Betreffende gelebt hat.
Das Faszinierende, das Geniale an HAHNEMANN waren wohl seine persönliche Leistung, seine Ausstrahlung, sein Können und auch seine Erfolge. Sind nun diese Erfolge nur aus der Persönlichkeit HAHNEMANNS zu erklären, oder vermag man sein kämpferisches, revolutionäres sowie geniales und unglaublich kreatives Denken nur wirklich zu begreifen, wenn man seine Zeit begriffen hat? Unstreitig nahm HAHNEMANN auch auf seine Zeit prägend Einfluß, und selbst heute werden seine Gedanken immer dynamischer und immer weitgreifender verbreitet.
Um ihn und sein Wirken zu verstehen, habe ich mich der Freude und Mühe unterzogen, aus den wichtigsten wissenschaftlichen, philosophischen, künstlerischen und medizinischen Errungenschaften seiner Zeit die »Rosinen« herauszuholen. Aus ihnen läßt sich ableiten, ob es nicht erkennbare Einflüsse gab, die HAHNEMANN, vielleicht unbewußt, sicher aber zeitbedingt, beeinflußten und das Leben dieses genialen Menschen prägten. So war es wohl ein Zusammenwirken seiner – teilweise erbitterten – Kampffreudigkeit und seiner gleichzeitigen kompromißlosen Zuneigung zum kranken Menschen bei rationellen Hintergedanken, die ihn – faßt man dies summarisch zusammen – zu einem Künstler werden ließen, der unbewußt Einfluß auf seine Epoche nahm.
Unter seinen Ideen, Gedanken und konkreten Darstellungen erwuchs die medizinische Therapie zu einer Art Kunstform, so daß er sein

Hauptwerk nicht beiläufig, sondern mit voller Überzeugung »Das Organon der Heilkunst« nannte (in der 2. Auflage).
Was wir heute einfach »Therapie« nennen, bedeutet im lehrmedizinischen Deutsch: die Behandlung des Patienten, sei es durch Arzneien oder physikalische, chemische und andere Therapien. Demgegenüber schuf HAHNEMANN mit seinem »Organon« ein Instrumentarium für die Ausübung einer **Heilkunst**.
Hierin sieht der Autor nicht das Abschaffen, Übertünchen oder gar das Überdecken einer Krankheit, sondern sein eigenes Handeln als große Kunst. Eine Kunst, mit deren Hilfe er sich in die Lage versetzt, dem Kranken neue Kräfte zu geben, um mit seinem Leiden fertig zu werden, welcher Art es auch sein mag.
HAHNEMANNS Lebenslauf soll hier nicht im einzelnen geschildert werden, häufig genug wurde dieser von teilweise hochrangigen Literaten beschrieben. Eines aber erscheint vorweg bemerkenswert: Dieser Mann wuchs unter Verhältnissen auf, die man als »kleine« hinstellen könnte. Doch hat er mit viel Fleiß und ungewöhnlichem Arbeitswillen und Arbeitsfreude daran gearbeitet, die Mißstände der damaligen Heilkunde – die zur Hauptsache aus Brech- und Abführmitteln und übermäßigen Aderlässen bestand – zu beseitigen. Seinen Lebensunterhalt verdiente er zeitweilig ausschließlich als Schriftsteller. Dabei kamen ihm seine hervorragenden Sprachkenntnisse zustatten. So hat er seinen Kollegen nicht nur wichtige Werke aus der französischen, italienischen und englischen Sprache in Übersetzung zugänglich gemacht, sondern auch eigene Werke im Bereich der Heilkunde verfaßt, die sich den Fächern Chemie, Pharmazie, Gesundheitspflege und der Erziehung widmeten.
Schon in diesen frühen Schriften zeigte es sich, daß er seine eigenen Wege ging und seiner Zeit weit voraus war. Ein Beispiel seien seine Vorschläge **(1792)** für die öffentliche Hygiene und zur Verhütung von Epidemien in größeren Städten.
Die detaillierten Forderungen nach der Einrichtung von Gefängnissen und Seuchenhäusern, alles das waren Ideen des damals noch sehr jungen Mannes, die unglaublich klingen. Dabei hat er nicht nur Mängel kritisiert, er hat auch schädliche Auswirkungen der gebräuchlichen Heilmethoden seiner Zeitgenossen angekreidet, womit er sich bei allen mehr und mehr unbeliebt machte. Unablässig suchte er nach neuen Wegen und Therapiemöglichkeiten. Mit anderen Worten, er kritisierte nicht an etwas herum, sondern setzte mit seiner Kritik an die Stelle des Bestehenden neue Maßstäbe, was man daraus machen könnte.
In seinem »Versuch über ein neues Prinzip zur Auffindung der Heilkräfte der Arzneisubstanzen, nebst einigen Blicken auf die bisherigen«

(1796) bittet er seine Mitbrüder, den bisherigen Weg (Contraria contrariis) zu verlassen. Dieser sei der unrichtige, ein Holzweg im dunklen Haine, der sich in Abgründen verliere.
HAHNEMANN fordert alle seine Kollegen auf, die Wirksamkeit der Arzneistoffe an sich selbst zu prüfen, da man sich auf die Chemie oder Tierversuche nicht verlassen könne. Er stellte schon damals den Grundsatz auf:
»Jedes wirksame Arzneimittel erregt im menschlichen Körper eine Art von eigener Krankheit. Man ahme die Natur nach, welche zuweilen eine chronische Krankheit durch eine andere, hinzukommende, heilt. Und wende in der zu Heilenden dasjenige Arzneimittel an, welches eine andere, möglichst *ähnliche* Krankheit zu erregen imstande ist, und jene wird geheilet werden: ›Similia similibus‹.«

Hier finden wir zum erstenmal den fundamentalen Satz der Homöopathie formuliert: **»Similia similibus curentur«**, »Ähnliches **könne** mit ähnlichem geheilt werden.«

Den Übergang zu kleinen Arzneigaben machte HAHNEMANN in seinem Aufsatz von 1801 in HUFELANDS *«Journal der Heilkunde«*:
»Die Kraft kleiner Gaben der Arznei« und mit seiner Forderung nach Anwendung von einfachen unvermischten Arzneien in seinem 1806 in Berlin erschienenen Aufsatz: »Heilkunde der Erfahrung«:
»Eine Arznei, welche allein und unvermischt, in gehörig großer Gabe einem gesunden Menschen eingegeben, eine bestimmte Wirkung, eine bestimmte Reihe eigener Symptome zuwege bringt, behält die Tendenz dergleichen zu erregen, auch wenn der kleinsten Gabe ... Am meisten zeigen die Arzneimittel die Natur ihrer krankmachenden Potenz und ihrer absoluten, wahren Wirkung am gesunden menschlichen Körper, wenn man jedes allein und unvermischt nehmen läßt ... Die wohltätigsten Wirkungen hervorzubringen, ist stets ein einziges einfaches Mittel geeignet, ganz ohne Zusatz, wenn es nur das bestgewählte, das passendste in der richtigen Gabe ist.«
Die erste homöopathische Arzneimittellehre erschien 1805: »Fragmenta de viribus medicamentorum sive in sano corpore humano observatis«, worin HAHNEMANN 27 Arzneimittel nach meist eigenen Beobachtungen genau beschrieb. Dieses Werk, trotz seiner rund 740 Seiten, vom Verfasser selbst als unvollständig, d. h. »Fragmenta« bezeichnet, wurde zum Vorbild für die Schriften seiner Nachfolger.
Das sind die Fundamente, auf denen HAHNEMANNS Hauptwerk, das 1810 erstmals erschienene »Organon der rationellen Heilkunde« beruht, das

er in seiner zweiten Auflage bereits als das **»Organon der Heilkunst«** bezeichnete.
Um als Lehrer bei Studenten Vorlesungen halten zu können, mußte er sich habilitieren und schrieb so seine Habilitationsschrift:
»Dissertatio historico – medica de helleborismo veterum«. Diese Arbeit gilt als die beste Darstellung der Helleborus-Therapie nach antiken Quellen, und HAHNEMANN setzte zu seiner Zeit durch diese Gelehrsamkeit selbst seine Gegner in Erstaunen. Er erbrachte darin den Nachweis, daß *Helleborus albus* eigentlich identisch ist mit *Veratrum album*. Nach seiner Habilitation hat er von 1811–1821 in Leipzig wöchentlich zwei Vorlesungen über sein »Organon« gehalten. Vom »Organon« erschienen mehrere Auflagen, und die letzte Auflage, die sechste Auflage, wurde durch HAHNEMANN in seiner Pariser Zeit völlig bis zum Ende allein überarbeitet und mit wichtigen Anmerkungen versehen. Das Werk war Ende Februar 1842 druckfertig, aber seine Herausgabe verzögerte sich infolge widriger Umstände um fast acht Jahrzehnte!
Abschließend sei noch an Worte erinnert, die HAHNEMANN in der Vorrede zur zweiten Ausgabe dieses »Organons« schrieb:
»Die wahre Heilkunst ist ihrer Natur nach eine reine Erfahrungswissenschaft und kann und darf sich daher bloß an lautere Tatsachen halten ... und keinen Schritt aus dem Kreise reiner, wohlbeobachteter Erfahrungen und Versuche wagen, wenn sie vermeiden will, ein Nichts, eine Gaukelei zu werden.«
An anderer Stelle nun fordert er wiederum seine Kollegen auf: »Machts nach, aber machts genau nach!«
Bei genauer Betrachtung der großen medizinischen Therapierichtungen, der hippokratischen wie der galenischen, hören wir öfters einmal von einem »Simile«, auch von einem »Contrarium«, wobei bei HIPPOKRATES ja wohl mehr die ideale Forderung im Vordergrund steht, während bei GALEN meist mehr die Ernährung gemeint ist. Die Qualitäten GALENS sind bei MADAUS gut beschrieben in den »Heilpflanzen 1938«.
Wenn wir uns mit zahlreichen Quellen beschäftigen und diese untersuchen, so werden wir zu dem Schluß kommen, daß weder das »Simile«, noch das »Contrarium« von HIPPOKRATES und GALEN dem »Simile« der Homöopathie und dem »Contrarium der Allopathie« gleichzusetzen sind, doch haben diese hippokratischen und galenischen Gedanken und Überlieferungen die spätere Entwicklung der Heilkunde zweifellos stark beeinflußt.
Wenn wir uns aber hier den Satz von HAHNEMANN noch einmal vor Augen halten, so können wir klar sehen, wo das homöopathische Prinzip liegt:

»Des Arztes höchster und einziger Beruf ist es, kranke Menschen gesund zu machen, was man Heilen nennt. Nicht aber das Zusammenspinnen leerer Einfälle und Hypothesen über das innere Wesen des Lebensvorganges und der Krankheitsentstehung im unsichtbaren Inneren zu sogenannten Systemen ...«

Es ist ein Ausspruch HAHNEMANNS, dessen Einstellung man ohne Zweifel hippokratisch nennen könnte und die mit GALEN eigentlich wenig zu tun hat.
Für HAHNEMANN sind die ethischen Grundsätze von HIPPOKRATES wichtig. Allerdings legt er auch aufgrund seines Wissens über naturwissenschaftliche Erkenntnisse der Chemie und Physik doch Wert darauf, so wie GALEN eine *systematische Erfassung* der Heilmethode vorzunehmen. Und das finden wir deutlich bei der **Symptomenlehre**, das finden wir genauso – und zwar exakt und genau – bei der **Arzneimittelprüfung am gesunden Menschen**.
Da in der Naturwissenschaft alles reproduzierbar sein muß, interessiert sich der wissenschaftliche Schulmediziner nicht für das Einmalige, das Einzigartige, für das Individuelle und Persönliche eines Kranken, sondern für das, was der Kranke mit anderen Kranken gemeinsam hat. Ob das Ekzeme, Lungenentzündungen, Migräne oder Herzinfarkte sind, das spielt keine Rolle.
So kommen wir eigentlich zu der Überlegung, daß es zwei konstitutionell verschieden Kranke gibt, ob Mann, Frau, Kind oder Greis. Wenn sie irgendeine Entzündung haben, sei es an den Nasennebenhöhlen oder einem anderen Organ, dann bekommen sie dieselbe Therapie mit dem gleichen Medikament, wobei die Dosierung des Kranken dem Körpergewicht und der Verträglichkeit angepaßt wird. So muß der allopathische Arzt grundsätzlich das, was er nicht versteht oder was ihm nicht in sein Schema zu passen scheint, unter dem Vorwand der Objektivität stillschweigend – d. h. allgemein ja unwissenschaftlich – weglassen. Der ausgesprochen ganzheitsmedizinisch denkende und handelnde Arzt, der homöopathische Arzt, muß versuchen, den Kranken mit seiner Krankheit als ein einmaliges und unteilbares Ganzes zu betrachten und zu behandeln, und dabei den Boden der Wissenschaft verlassen, zumindest den der heute bekannten Naturwissenschaft. Er muß dabei auch das nicht Einfühlbare, das nicht Verständliche und das nicht in das Bild Passende prüfend zur Kenntnis nehmen. D. h., er muß individuell bleiben, auch wenn die Krankheit denselben Namen hat wie diejenige des Patienten X oder Y.

Wir haben hier nur in ganz, ganz kurzen, eng zusammengefaßten Sätzen das beschrieben, was HAHNEMANN getan hat, was er Neues in die Medizin hineingebracht hat, daß er *den Menschen* wieder in den Mittelpunkt stellte und *nicht die Krankheit.* Egal, ob sie humoral oder zellulär oder wie auch immer gesehen wird, es bleibt der Mensch, dessen Lebensqualität in irgendeiner Form gestört ist, und hier liegt eine der großen, ja ich möchte fast sagen umwälzendsten Ideen und Begriffe HAHNEMANNS, wenn er von der Homöopathie spricht.

Eine von HAHNEMANNS Ideen müssen wir noch näher betrachten, nämlich die aus seinem kleinen Büchlein »Heilkunde der Erfahrung«. Hierin hat, nach seiner Erkenntnis, die Arzneitherapie praktisch den Wert einer Erfahrungswissenschaft. Deshalb macht der Autor auch »keinen Prunk aus seinem, diesen Weg lehrenden simplen Büchlein«.

Nachzulesen sind diese Gedanken in einem Brief HAHNEMANNS an HUFELAND. Diesem auch heute noch berühmten Arzt von hohem Rang legte er die höchst notwendige Wiedergeburt der Heilkunst dar:

»Er, der Allvater, sollte die Krankheitsmartern seiner liebsten Geschöpfe mit Kälte ansehen und dem doch sonst alles möglich machende Genie der Menschen keinen Weg, keinen leichten, sicheren und zuverlässigen Weg möglich gemacht haben, wie sie die Krankheiten aus dem rechten Gesichtspunkte anzusehen hätten, und wie sie die Arzneien befragen könnten, wozu jede nütze, wozu sie wirklich und zuverlässig hülfreich sey?«

Im gleichen Brief schrieb er weiter:

»Du mußt, dachte ich, die Arzneien beobachten, wie sie auf den menschlichen Körper einwirken, wenn er sich auf dem ruhigen Wasserspiegel seiner Gesundheit befindet. Die Veränderungen, die die Arzneien im gesunden Körper anrichten, existieren doch nicht umsonst, müssen doch wohl etwas zu bedeuten haben. Wozu wären sie denn sonst? Vielleicht haben diese Veränderungen viel, ungemein viel zu bedeuten. Vielleicht ist es die einzige Sprache, in der sich diese Substanzen dem Beobachter über den Zweck ihres Daseyns verständlich machen können; vielleicht sind die Veränderungen und Empfindungen, die jede Arznei im gesunden Menschen-Organismus hervorbringt, die einzigen vernehmlichen Laute, die sie – hier nicht überstäubt von schon gegenwärtigen grellen Krankheitssymptomen – distingt dem vorurteilsfreien Wahrnehmer aussprechen kann, über ihre spezifische Tendenz, über ihre eigenthümliche, reine, positive Kraft, mit der sie den Körper umzustimmen, das ist den Gesunden zu verstimmen und – wo sie heilen kann – den durch Krankheit verstimmten Organismus wieder in Gesundheit umzustimmen, vermögend ist. So dachte ich ...«

Soweit aus dem Brief an den ihm sehr zugetanen und sehr berühmten HUFELAND.

Der Begriff »Erfahrung« definiert sich jedoch in diesem Sinne keineswegs als subjektive Erfahrung, wie die sogenannte »Erfahrungsmedizin« dies mißversteht. HAHNEMANN schreibt dazu:

»Ich meine nicht die Erfahrung, deren unsere gewöhnlichen Praktiker alter Schule sich rühmen, nach dem sie jahrelang mit einem Haufen vielfach zusammengesetzter Rezepte gegen eine Menge Krankheit gewirtschaftet haben, denkt man nicht zuletzt an die sogenannten ›kleinen Komplexmittel-Homöopathen‹, die ungeachtet aller möglicher Interaktionen – auf dem Boden des organpathologischen und nur symptomatischen Krankheitsbegriffs der Klinik eine Art Schrotschuß-Therapie betreiben oder sich gar – aufgrund ihrer ›Forschung‹ – die Gesamtwirkung eines Komplexes aus den Wirkungen seiner einzelnen Komponenten zusammenreimen.«

»Eine solche Erfahrung ist«, so schreibt HAHNEMANN, »einem 50 Jahre langen Schauen in einem Kaleidoskop gleich, was mit bunten unbekannten Dingen angefüllt, in steter Umdrehung sich bewegt: Tausenderlei sich immer da sich verwandelnde Gestalten und keine Rechenschaft dafür.«

Wie daraus hervorgeht, hat HAHNEMANN wie vorher auch schon ZIMMERMANN 1763 in seiner Schrift von der »Erfahrung in der Arzneykunst« berichtet, er war der Biograph A. VON HALLERS, daß Erfahrung überprüfbar, kommunizierbar und reproduzierbar sein müsse, andernfalls deren Erfahrungsträger die Grundidee der empirischen Erfahrungsgewinnung verlassen. Er überblickte es, daß sich die Erfahrung über die Wirksamkeit homöopathischer Arzneien bei bestimmten Krankheiten nur auf dem Boden eines tragfähigen, stets mit sich selbst identischen Krankheitsbegriff kommentieren lasse. Er behandelte darum, als sich der organpathologische Krankheitsbegriff der Klinik als nicht tragfähig erwies, (weil, „der ungleiche Erfolg, der sich bei gleicher Behandlung des angeblich gleichen klinischen Krankheitsbildes einstellt, deren suponierte Identität widerlegt«) im Sinne seiner Psoralehre kurativ weder die Krankheit noch das Krankheitsprodukt.

Aus dem, was ich hier nur kurz erwähnt habe, ergibt sich, welchen Stellenwert die Lehre HAHNEMANNS in der Gesamtheit der medizinischen Wissenschaften einnimmt. Als therapeutische Methode läßt sie nicht nur alle anderen Disziplinen der Medizin unangetastet, auch wenn er manchmal dagegen wettert. Sie lehrt vielmehr, wie das, was die Hilfswissenschaften der Medizin für erfahrungsmäßige Feststellungen treffen, auf dem kürzesten und sichersten Weg zur Heilung von Krankheiten anzuwenden ist. Was ihre Anweisungen und Regeln betrifft, steht sie allerdings allen früheren gegenüber wie der Tag der Nacht. Sie umfassen nicht nur seine Heilgrundsätze, sondern auch die Lehre von der Gabengröße, die Indikation für die Wahl der Mittel und die Regeln für deren Ermittlung. Das heißt, durch seine Behauptungen und Erfahrungen über die Wirkung oder Wirksamkeit *einzeln* verabreichter Arzneien, die eine notwendige Folge seiner Lehre sind und bleiben, ist HAHNEMANN der Begründer einer zu seiner Zeit ganz neuen Wissenschaft, nämlich der *reinen* und *positiven* Arzneimittellehre geworden, mit deren Hilfe allein sich feste Regeln für die Heilung oder Behandlung der Krankheiten durch Arzneien aufstellen lassen.

Da vor HAHNEMANN kaum jemand über eine positive Arzneiwissenschaft geschrieben oder gar eine solche aufgestellt hat, so daß eine solche gar nicht existierte und keine Schule sie lehrte, ist **seine Lehre die erste,** die den Titel einer wissenschaftlichen Arzneitherapie überhaupt beanspruchen kann. Das möchte ich hier, gerade im Namen des revolutionären Denkens des ganzen Jahrhunderts, einmal voranstellen. Er war der erste, der ganz revolutionär eine positive Arzneiwissenschaft inaugurierte.

Ohne Kenntnis der Wirkung oder der Wirksamkeiten der Arzneien überhaupt ist keine wissenschaftliche Arzneitherapie möglich. Aus diesem Grund muß eine auf diese Kenntnis gegründete Therapeutik nicht nur für das homöopathische Heilverfahren, sondern für alle überhaupt gängigen Arzneitherapieverfahren gültig sein. Wir brauchen demnach nur die von HAHNEMANN gegebenen Lehrsätze in weiterer Beobachtung und Erfahrung auf ihre Richtigkeit hin zu prüfen, um seine Methode nicht nur als Richtschnur für das Heilverfahren zu nehmen, sondern als Regel für die gesamte Arzneitherapie überhaupt.

Hier finden wir auch den Grund, warum HAHNEMANN sein Werk nicht »Lehrbuch der Homöopathie« nannte, sondern »**Organon** der Heilkunst«. Weil er in ihm nicht nur den homöopathischen Heilverfahren, sondern jeder anderen Verfahrensweise ihren Platz in der Heilkunst anweist. Das Organon steht deshalb mit seinen Lehrsätzen nicht in der Homöotherapie, sondern in der gesamten Arzneitherapie. Wenn es jetzt nur bei der Homöopathie angewandt wird, dann nur deshalb, weil für die anderen noch gar keine Regeln existierten bzw. existieren, aber auch, weil die anderen ja nicht den Einzelfall sehen, sondern eben nur die Diagnose.

Wenn HAHNEMANN also diese Regeln in seinem Organon niederschreibt, *wird* er nicht nur Begründer der Homöopathie, sondern er *ist* der Begründer der wissenschaftlichen Arzneitherapie. Das dürfen wir nicht vergessen.

BUSCHAUER hat darauf sorgfältig hingewiesen, als er in HAHNEMANNS neuer therapeutischer Schule – und ich sage es hier noch einmal ganz

deutlich – die *einzige* homöopathische Schule sah, nämlich die von Hahnemann. Alle anderen Schulen tragen den falschen Namen, jedenfalls was »Schule« anbelangt. Und in seiner hier neuen therapeutischen Schule wird die Homöotherapie nicht in erster, sondern in zweiter Linie Hauptsache. Das Übergeordnete, von dem Hahnemann ausgeht, ist die Methode an sich. Die Methode ist es, die das homöopathische Heilverfahren zur Regel macht, nicht die Therapie macht die Methode, sondern die Methode der Arzneimittelprüfung, die macht sie zur Regel.
Hahnemann blieb seiner Methode treu, und Zeit seines Lebens war er um Arzneimittelsicherheit bemüht, nie vom Weg der Beobachtung oder weiteren Erfahrungsgewinnung abweichend. Was auch erklärlich macht, daß seine Säulen der Homöopathie keine unverrückbaren Gesetze sind, daß sie weiterhin ständig auf ihre Tragfähigkeit hin überprüft oder sogar schon modifiziert werden müssen, wie er selbst doch schon zu Lebzeiten dies handhabte.
Man lese auch einmal Hahnemanns Schrift »Aesculap auf der Waagschale«, wo er die Arzneimittelprüfung am Gesunden als der normalen Physiologie zugehörig beschreibt und erkannte, daß sie nicht ohne Verifikation auf den krankhaften Zustand übertragen werden dürfe. Man lese doch bitte einmal in der »Reinen Arzneimittellehre«, Bd. 3:
»Nicht alle bei der Arzneimittellehre am Gesunden erhobenen Symptome, die da sind, haben sich am Kranken bewährt.« Auch Hahnemann kritisiert, er ist ein unglaublich selbstkritischer, ja ehrlicher, sehr wahrer Mensch.
Empfehlenswert ist auch ein Teil seiner Journale. Sie sind ja jetzt sehr gut einzusehen nach den Arbeiten am Stuttgarter Geschichtlichen Institut (Prof. Dr. Jütte). Im Journal 3 verwandte er beispielsweise 18 Medikamente, die in Fragmenta de viribus nicht enthalten sind, er geht also von seinen eigenen Ideen grundsätzlich ab. Sicher hat er auch schon sehr früh Medikamentenreihen, sogenannte »Folgemittel« bezeichnet, die nicht aus der Arzneimittelprüfung am Gesunden stammen können, sondern nur aus Beobachtungen und Erfahrungen am Kranken.
Im übrigen ist es ja nachweisbar, daß Hahnemann sehr viele Fälle nicht mit seinen Arzneien auf der Basis der Simile-Regel wählte, sondern sie auch anders behandelt hat. Man denke an die Berichte des Marquis de Anglesia.
Wer das Werk Hahnemanns fortsetzen und in seinem Sinne handeln will, darf nicht nur an den Buchstaben hängen. Er muß sich immer bewußt sein, daß er nur dann ein homöopathischer Arzt im Sinne Hahnemanns ist, wenn er auch kritisch denkt und über das nachdenkt, was er gemacht hat. Das heißt also, er muß ein homöopathischer Arzt im

Sinne HAHNEMANNS sein, und das ist er nur, wenn er als Methodiker arbeitet.
Nur derjenige, der nicht alles kritiklos hinnimmt, was HAHNEMANN aufschrieb, und der seinen Weg induktiv empirisch geht, der im forschenden Heilversuch die von HAHNEMANN aufgestellten Lehrsätze prüft und demnach als wahr oder gar falsch empfindet – nur der ist ein homöopathischer Arzt in der Meinung des Begründers. Es kann zudem nur ein Arzt sein, der hinsichtlich der Diagnostik, Prognostik und der Kenntnis der Möglichkeiten einer palliativen Therapie und der endgültigen Heilung auf der Höhe seiner Zeit steht. Er muß über fundierte Kenntnisse des homöopathischen Arzneimittelschatzes verfügen, aber auch genau die Fortschritte der »Schule« kennen. Kein Arzt, der ausschließlich die Palliativtherapie der Schule beherrscht, kann dagegen seine medizinische Ausbildung als vollendet ansehen.
Für uns bleibt bestehen, daß die Bedeutung HAHNEMANNS als Reformator einer riesigen neuen gesamten Arzneitherapie nicht nur medizinhistorisch gesehen werden darf, und auch nicht so verstanden worden ist, sondern, daß alle sogenannten homöopathischen Ärzte den Kern der Lehre, das ist die Methode an sich, verstehen müssen. Man muß, um HAHNEMANN verstanden zu haben, ein wenig selber denken lernen, kritisch sich trotzdem an HAHNEMANN halten, aber richtig halten. Nicht die Simile-Regel a priori zum Dogma erheben, sondern man muß selbst auch seine Erfahrungen sammeln und wird dann nicht zum Sektierer und wird das System nicht zu einem spekulativen System bereiten, sondern wird, sich genau an HAHNEMANN anlehnend und an das Grundkonzept der Homöopathie, mit dieser Lehre ein ganzes Leben lang wirklich dem Satz nachfolgen: »Machts nach, aber machts richtig nach!«
HAHNEMANN mit all seinem Denken und Handeln war wirklich ein Genie; ganz gleich, ob wir ihn nur gefühlsmäßig anerkennen, vielleicht sogar anbeten, oder als Genie sehen, das rein rationell betrachtet, etwas völlig Neues geschaffen hat. Egal wie wir es tun, HAHNEMANN zwingt uns, sein Denken anzunehmen, d. h. immer kritisch zu sein, eigene Erfahrungen zu sammeln und gemäß seinem Denken einzusetzen und damit die Homöopathie richtig weiterzuentwickeln. Nicht mit Ideen neuer Schulen aufzutreten, unsere Schule ist die Schule HAHNEMANNS, nur seine Schule, auch sein Denken. Er ist ein revolutionärer Denker, zwingt uns zur Revolution, selbst in seiner Lehre, wenn es notwendig ist. Aber auch nur so, daß die Grundsätze dieser Lehre erhalten bleiben.
Ich nenne hier einen Ausspruch von CARL FRIEDRICH VON WEIZSÄCKER, dem heute noch lebenden und sehr bekannten Philosophen mit hochrangig physikalisch-chemischem Wissen:

»Die Naturwissenschaft hat recht mit dem, was sie aussagt; sie hat aber unrecht mit dem, was sie verschweigt.«
Ein Zitat von HAHNEMANN aus der Vorrede zur 2. Ausgabe seines Organons möchte ich noch anführen:
»Die wahre Heilkunst ist ihrer Natur nach eine reiche Erfahrungswissenschaft und kann und darf sich daher bloß an lautere Tatsachen halten ... und keinen Schritt aus dem Kreis reiner, wohlbeachteter Erfahrungen und Versuche wagen, wenn sie vermeiden will, ein Nichts, eine Gaukelei zu sein.«
Er fordert auch klares und wissenschaftliches Denken, nicht unbedingt in naturwissenschaftlichem Sinn, aber genau, ehrlich, wahrhaftig und klar.
Vielleicht verstehen wir HAHNEMANN auch in seinem Werk, seine Methode, seine Homöopathie und seine ganzen Ideen viel besser, wenn wir nicht nur ihn, sondern auch seine Zeit betrachten. In weiteren Kapiteln beschreibe ich die Zeit von der Geburt HAHNEMANNS bis zu seinem Tode und auch noch kurz danach. In dieser Zeit, immer parallel mit dem HAHNEMANNschen Leben, werden alle großen wissenschaftlichen, kulturellen, politischen und künstlerischen Ereignisse in ihren Fakultäten aufgeführt, die etwa jahresgleich die Errungenschaften der einzelnen Kategorien aufzeigen. Aus den jeweiligen Segmenten von Kunst und Wissenschaft habe ich versucht, diejenigen Dinge herauszusuchen, die das neue, das revolutionäre, das veränderte und sehr stark das Bewußtsein festlegende Element der das HAHNEMANNsche Werk begleitenden Jahre und Jahrzehnte bedeuten.
Es geht nur um einige Hinweise und Impulse. Der Grundgedanke aber soll sein, die Genialität HAHNEMANNS mit der Genialität eines – oder besser gesagt zweier – Jahrhunderte in Analogie zu stellen. Ein Zeitraum, etwa beginnend mit 1700, bis zum Ende des 19. Jahrhunderts bietet sich an.
Welche riesigen Kultur- und Wissenschaftsrevolutionen und Reformen haben hier stattgefunden, nicht nur in der Medizin, nicht nur bei HAHNEMANN. Er war ein rebellierender, ein revolutionärer Mensch und er war ein Genie. Er war ein vom Zeitalter GOETHES und MOZARTS geprägter Zeitgenosse und vom selben Geist beseelt. HAHNEMANN wurde zu einem der Bausteine seines Jahrhunderts, ein leuchtender und sehr klarer dazu, von welcher Seite auch immer man ihn betrachtet – er ragt neben den anderen großen Künsten und Wissenschaften heraus.

2. Hahnemanns Lebensgeschichte

»Das Genie ist ein Blitz, dessen Donner Jahrhunderte währt.«
KNUT HAMSUN

2.1 Biographische Informationen

Der Begründer der Homöopathie, CHRISTIAN FRIEDRICH SAMUEL HAHNEMANN wurde am 10. April 1755 als drittes Kind des Kunstmalers Christian Gottfried Hahnemann in Meißen geboren.
Ähnlich wie bei unserem Kollegen, dem großen Dichter FRIEDRICH VON SCHILLER, war es nicht ganz sicher, ob es vielleicht der 11. April 1755 gewesen sein könnte. Auch bei SCHILLER ist das Geburtsdatum nicht sicher. HAHNEMANN selbst hat immer den 10. April als seinen Geburtstag angegeben und auch gefeiert.
Es war auch der 10. April 1855, der hundertjährige Geburtstag von SAMUEL HAHNEMANN, als in Köthen die feierliche Enthüllung des großartigen Standbildes von HAHNEMANN stattfand.
Am 13. April wurde er in Meißen getauft. Über die Knabenzeit sind die Quellen außerordentlich spärlich. Man ist fast nur auf seine eigenen Angaben angewiesen. Ich möchte hier die Selbstbiographie HAHNEMANNS darstellen, die der Seminardirektor FRANZ ALBRECHT in Köthen, ein persönlicher langjähriger Freund HAHNEMANNS und seiner Familie, in seiner Schrift: »Christian Friedrich Samuel Hahnemann, ein biographisches Denkmal« aufgestellt hat, und zwar aus den Papieren der Familie und den Briefen seiner Freunde. Die Schrift wurde 1851 veröffentlicht, im Wortlaut wird sie hier dargelegt.
»Ich ward am 10. April 1755 in einer der schönsten Gegenden Deutschlands, zu Meißen in Chursachsen geboren; dies mochte, wie ich allmählich zum Menschen ward, wohl vieles zu meiner Verehrung der schönen Natur beigetragen haben. Mein Vater, Christian Gottfried Hahnemann lehrte in Verbindung mit meiner Mutter, Johanne Christiane, geb. Spieß, mich spielend Schreiben und Lesen. Dieser, mein nun vor 4 Jahren verstorbener Vater, hatte ohne je Wissenschaft getrieben zu haben (er war Maler der Porzellanmanufaktur in Meißen und ist Verfasser einer kleinen Schrift über die Wassermalerei) die gesündesten selbstgefundenen Begriffe von dem was gut ist und des Menschen würdig genannt werden kann.
Diese Begriffe pflanzte er auf mich fort. Eine für mich merkwürdigste Lehre »Handeln und Sein ohne zu Scheinen« haben mehr aus seinen

Beispielen als aus seinen Worten auf mich Eindruck gemacht. Wo Gutes zu tun war, da war er, oft unbemerkt und mit Leib und Seele dabei. Sollte ich ihm nicht folgen?
In den feinsten Nuancen zwischen edel und niedrig entschied er bei seinen Handlungen mit einer Richtigkeit, die seinem zarten, praktischen Gefühl wahre Ehre machte; auch hierin war er mein Lehrer. Keine erhabenen Begriffe von dem Urwesen der Schöpfung, der Würde der Menschheit und ihrer herzerhebenden Bestimmung schien er zu haben, die mit seiner Handlungsweise nur je im mindesten Widerspruch gestanden hätte. Dies gab mir die Richtung.
Von außen zu reden, so habe ich mehrere Jahre in der Meißner Stadtschule zugebracht und dann in meinem etwa 16. Jahr die Fürstenschule zu Meißen besucht. Auf der Schule war nichts Merkwürdiges an mir als daß mein Lehrer in alten Sprachen und Deutsch, der noch lebende und sehr um die Welt und mich verdiente Rektor der Meißner Fürstenschule, Magister Müller, der an gerader Rechtschaffenheit und Fleiß sowohl wenige seinesgleichen hatte, mich wie sein Kind liebte und die Freiheit der Art meines Lernens förderte, die ich ihm heute noch danke und welche sichtbaren Einfluß auf meine folgenden Studien hatte.
In meinem 12. Jahr trug er mir auf, anderen die Anfangsgründe der griechischen Sprache beizubringen. Weiterhin hörte er in den Privatstunden mit seinen Kostgängern und mir meine Gegenerinnerung bei Auslegung der alten Schriftstellen liebreich an, zog auch darin oft meine Meinung der seinigen vor. Mir allein, ich war oft übertriebenen Studierens wegen kränklich, war es gestattet, die mir nicht zweckmäßig erscheinenden Stunden gar nicht erst zu besuchen, nachgeschriebene Hefte oder auch andere Ausarbeitungen nicht einzuliefern, auch in den Lektionen fremde Bücher zu lesen.
Überall wurde ich in der Schule und auch privat vielen anderen öffentlich vorgezogen und dennoch, was das Sonderbarste ist, liebten mich meine Mitschüler alle.
Alles dieses im Zusammenhange will auf einer sächsischen Fürstenschule viel sagen. Hier ließ ich es mir angelegen sein, weniger zu lesen als das Gelesene zu verdauen, wenig, aber recht zu lesen und meinen Kopf vorher in Ordnung zu bringen ehe ich weiterlas.
Mein Vater wollte mich durchaus nicht studieren lassen. Von der Stadtschule nahm er mich mehrmals jahrelang hinweg, um mich einer anderen Beschäftigung zu widmen, die seiner Annahme angemessener wäre. Dies verhinderten meine Lehrer dadurch, daß sie die letzten 8 Jahre durchaus kein Schulgeld annahmen und ihn nur baten, mich bei ihnen zu lassen, um meiner Neigung zu willfahren. Er konnte nicht widerstehen aber auch weiterhin nichts für mich tun. Ostern 1775 entließ er mich nach

Leipzig mit der Unterstützung von 20 Thalern, dem letzten Gelde, das ich seitdem aus seiner Hand erhielt. Er hatte bei seinem kärglich zugemessenen Einkommen noch mehrere Kinder zu erziehen. Genug zur Entschuldigung des besten Vaters!
Der Unterricht eines jungen und reichen Griechen aus Jassi an der Moldau in der deutschen und französischen Sprache verschaffte mir anfänglich, so wie Übersetzungen aus dem Englischen zu der Zeit Unterhalt, als ich bald von Leipzig nach einem zweijährigen Aufenthalt daselbst abgehen wollte.
Daß ich die Regeln meines Vaters befolgte, beim Lernen und Hören nie der zu Leidende Teil zu sein, kann ich mir selbst das Zeugnis geben. Doch vergaß ich hier nicht so wie ehedem meinem Körper durch Übungen, Bewegungen und freier Luft diejenige Munterkeit und Stärke zu verschaffen, bei der nur allein fortgesetzte Geistesanstrengung mit Glück bestehen kann.
Indessen besuchte ich in Leipzig nur diejenigen Lehrvorträge, die mir die zweckmäßigsten schienen, ungeachtet der Herr Bergrat Börner in Meißen bei allen medizinischen Professoren freie Kollegien auszumachen, die Gewogenheit hatten. So las ich auch für mich zwar unermüdlich, aber immer nur das Beste was es für mich gab und so viel ich verdauen konnte.
Die Liebe zur praktischen Arzneikunde, wozu in Leipzig keine Anstalt ist, trieb mich an auf eigene Kosten nach Wien zu gehen. Ein schlimmer Spaß aber, der mit meinen in Leipzig ausstehenden Verdiensten gespielt wurde, (Reue gebietet Versöhnung und ich verschweige Namen und Umstände) war schuld, daß ich schon nach dreiviertel Jahren Wien wieder zu verlassen genötigt war, nachdem ich in diesen 9 Monaten nur 68 Thaler zu meiner Erhaltung gehabt hatte.
Im Spital der Barmherzigen Brüder in der Leopoldstadt daselbst, oder vielmehr dem großen praktischen Genie, dem Leibarzt von Quarin verdanke ich, was Arzt an mir genannt werden kann. Seine Liebe, ich möchte sagen seine Freundschaft hatte ich; ich war der einzige meiner Zeit, den er zu seinen Privat-Kranken mitnahm. Er zeichnete mich aus, liebte und lehrte mich als wenn ich der einzige und erste seiner Schüler in Wien und mehr noch gewesen wäre. Und alles dies ohne je von mir Vergeltung erwarten zu können.
Der Rest der mir übriggebliebenen Brosamen sollte eben vollends verschwinden als der Gouverneur von Siebenbürgen, Baron von Brukkental, mich unter ehrenhaften Bedingungen einlud mit ihm nach Hermannstadt zu gehen als Hausarzt und Aufseher seiner ansehnlichen Bibliothek.
Hier hatte ich Gelegenheit, noch einige mir nötige Sprachen zu lernen

und einige Wissenschaften mir zu eigen zu machen, die mir noch zu fehlen schienen. Seine unvergleichliche Sammlung antiker Münzen brachte ich, so wie seinen Büchervorrat, in Ordnung und zu Papier, praktizierte sieben Vierteljahre in dieser erfolgreichen Stadt und schied dann, obwohl sehr ungern, von diesem biederen Volke, um in Erlangen den Doktorgrad zu erwerben, welches ich nun aus eigenen Kräften tun konnte. Dem Herrn Geheimhofrat Delius, den Herren Hofräten Isen, Flamm, Schreber, Wendt habe ich viel Güte zu verdanken. Herr Hofrat Schreber lehrte mich noch, was mir an der Kräuterkunde mangelte.
1779 ging ich zur Universität nach Erlangen und hatte dort am 10. August promoviert im Bereich der Medizin.
Der Hang eines Schweizers nach seinen schroffen Alpen kann nicht unwiderstehlicher sein als der eines Chursachsen nach seinem Vaterland. Ich ging zurück um im Mannsfeld'schen in der kleinen Bergstadt Hettstädt meine Laufbahn als praktischer Arzt zu beginnen. Hier war es unmöglich Inneres und Äußeres zu erweitern. Ich verließ diese Gegend nach einem Aufenthalt von dreiviertel Jahren um Dessau zu wählen. Hier fand ich einen besseren Umgang und eine erleichterte Kenntnispflege. Chemie beschäftigte meine freien Stunden und kleine Reisen für Berg- und Hüttenkunde füllten noch ansehnliche Lücken bei mir aus.
Zum Ausgang des Jahres 1781 erhielt ich einen kleinen Ruf als Physikus nach Gommern bei Magdeburg. Der etwas ansehnliche Gehalt bewog mich, bessere Einnahmen und Beschäftigungen hinter dieser Stelle zu suchen, als ich in den zweidreiviertel Jahren fand, die ich daselbst zugebracht hatte. Es hat an diesem kleinen Ort noch nie ein Arzt existiert und man hatte keinen Sinn für ihn. Doch fing ich da zuerst an, etwas mehr die unschuldigen Freuden des Hauses neben den Süßigkeiten der Geschäfte zu genießen, in der Gesellschaft der gleich beim Antritt dieses Amtes geehelichten Gefährtin meines Lebens, Henriette Küchlerin, Stieftochter des Herrn Apothekers in Dessau.
Dresden war der nächste Ort meines Aufenthaltes, wo ich jedoch keine glänzende Rolle spielte, wahrscheinlich weil ich nicht wollte. Denn es fehlte doch hier weder an Freuden noch an Belehrung. Der seelige Stadtphysikus Wagner, ein Muster unbestechlicher Rechtschaffenheit, würdigte mich seiner innigsten Freundschaft, zeigte mir noch vollends, was zum richtigen Arzt gehörte (denn in dieser Kunst war er Meister) und überließ mir das Jahr über, seiner Krankheit halber, unter Zustimmung des Magistrates, seine sämtlichen Krankenhäuser – ein weites Feld für einen Freund des Wohltuens!
Auch der Oberaufseher der kurfürstlichen Bibliothek, Herr Hofrat Adelung gewann mich lieb und trug nebst dem Herrn Bibliothekar

Dastor viel dazu bei meine Aufenthalt belehrend und angenehm zu machen.
4 Jahre verstrichen mir so in Dresdens Gegend geschwinder als dem unvermuteten Erbe großer Reichtümer im Schoße meiner anwachsenden Familie und ich kam, um der Quelle der Wissenschaft näher zu sein, gegen Michaeli 1789 nach Leipzig, wo ich ruhig der Vorsicht zusehe, welches Schicksal sie einem jeglichen meiner Tage zuteilt, deren Zahl in ihrer Hand liegt.
4 Töchter und 1 Sohn machten nebst meiner Gattin die Würze meines Lebens. Im Jahre 1791 wählte mich die Leipziger Ökonomische Gesellschaft und am 7. 8. 1792 die Kurfürstliche Mainzische Akademie der Wissenschaft zu ihrem Mitglied.«

(Leipzig 13. August 1791)

Hier endet HAHNEMANNS Selbstbiographie, wie am Anfang beschrieben.
Diese Selbstbiographie SAMUEL HAHNEMANNS ist wohl keine unbedingt zuverlässige Quelle. Sie ist sehr eilfertig und in einer raschen Eingebung und Erinnerung wiedergegeben und niedergeschrieben worden. So spricht HAHNEMANN vom Tod seines Vaters, der im Jahre 1787 erfolgt sei. In Wirklichkeit, nach dem Eintrag im Totenbuch zu Meißen, ist er am 15. November 1784 gestorben. Auch die Ortsbezeichnung »Leipzig« ist nicht ganz korrekt, denn – wie wir wissen – war er damals noch in Stötteritz, einem Vorort von Leipzig.
Trotzdem halte ich es für richtig, diese Selbstbiographie einmal zu lesen, denn sie läßt doch sehr viel von HAHNEMANNS Leben erahnen.
Gehen wir aber nach den für uns aus der Biographie bekannten Daten, so wissen wir, daß am 16. November 1770 der Vater HAHNEMANNS eine Eingabe an Herzog FRIEDRICH AUGUST VON SACHSEN wegen der Aufnahme seines Sohnes in die Fürstenschule von St. Afra in Meißen gemacht hatte. Am 21. November erhielt er bereits eine positive Antwort des Herzogs und am 26. November wurde HAHNEMANN in St. Afra in das Gymnasium aufgenommen. 1775 war der Abschluß in St. Afra. Hier hielt er die Abschiedsrede der Abiturienten in lateinischer Sprache und schrieb ein Gedicht des Dankes an das Gymnasium in französischer Sprache. Sowohl die Abiturienten-Rede als auch das Dankgedicht sind in der Anlage in deutscher Sprache abgedruckt.
In dieser eben genannten Zeit war HAHNEMANN deshalb aufgefallen, weil er einmal einen ungewöhnlichen Fleiß an den Tag legte und eine hervorragende Begabung besonders für Sprachen hatte. Da er so begabt war, hatte ihn sein Lehrer bereits mit 12 Jahren als Gehilfe für den Unterricht in griechischer Sprache eingesetzt.

Diese Sprachkenntnisse, die wirklich außergewöhnlich gewesen sein mußten, reichten, daß er seinen Lebensunterhalt während des Leipziger Studiums durch Privatunterricht in deutscher und französischer, aber auch in englischer Sprache verdienen konnte.
Außerdem hatte er bereits als Student physiologische Versuche und Beobachtungen mit Kupfer aus der englischen Sprache übersetzt und eigene Arbeiten über mineralische Wässer (2 Bände) veröffentlicht. Auch über die neuere Heilkunst der Medizin hat er Werke geliefert, so daß er neben dem nötigen Gelderwerb gleichzeitig berufliche geistige Förderung aus diesen Arbeiten entnehmen konnte.
Ausdrücklich hat HAHNEMANN immer wieder hervorgehoben, daß er in Leipzig nur die Vorträge besuchte, die er als die geeignetsten hielt. Er tat dies nicht aus Sparsamkeit, sondern in voller Absicht, denn ein angesehener Meißner Arzt, Bergrat PÖRNER, hatte diesem sehr strebsamen, aber äußerst armen Studenten bei allen Professoren der medizinischen Fakultäten Hörgeldfreiheit ausgehandelt. Der junge Mann wurde von allen ungemein geschätzt.
Aufgefallen ist auch, daß HAHNEMANN mit keiner Silbe irgend einen der Leipziger Medizinprofessoren der damaligen Zeit namentlich erwähnte. Es hat ihm auch keiner eine besondere Förderung zukommen lassen, während es HAHNEMANN später nie unterließ, einen seiner Lehrer besonders hervorzuheben. Sicher wissen wir nur, daß er darüber, was er bei den Leipziger Professoren und deren Vorlesungen hörte, ungeheuere Enttäuschung empfand, über die er mit Stillschweigen zartfühlend hinwegzukommen suchte. Dabei hat er sich allerdings durch unermüdliches Selbststudium alle Bücher vorgenommen, die ihm einigermaßen etwas für das Leben mitgaben, was die Medizin anbelangte.
Interessant ist auch noch der ausdrückliche Hinweis, daß in Leipzig, zu der Zeit als HAHNEMANN studierte, keine Anstalt zur praktischen Arzneikunde existierte, auf die es der junge Studiosus besonders abgesehen hatte. Mit anderen Worten: Die Leipziger Medizinprofessoren der damaligen Zeit hatten weder eine Klinik noch ein Krankenhaus zur Verfügung, um ihre Lehre auch mit praktischen Beispielen zu untermauern. Alles was sie den Studenten zu bieten vermochten, war graue Theorie, Bücherweisheit ohne wirkliche Erprobung oder selbständige Fortentwicklung.
Wie dürftig und unbeweglich stellt sich so die medizinische Wissenschaft im letzten Viertel des 18. Jahrhunderts dar. Und dabei war Leipzig die berühmteste und besuchteste deutsche Universität!
Angesichts der Zustände und des Unbefriedigtseins von HAHNEMANN war es begreiflich, daß er nach einer besseren Bildungsgelegenheit Ausschau hielt. Er erwählte Wien. Da stand das Spital der Barmherzigen

Brüder in der Leopoldstadt unter Leitung von Professor QUARIN, dem Leibarzt der Kaiserin MARIA THERESIA und später auch des Kaisers JOSEF II. zur Verfügung. VON QUARIN war damals 44 Jahre alt, im Jahre 1784 errichtete JOSEF II., ein Krankenhaus in Wien mit einem Gebärhaus, einem gesonderten Irrenhaus, »Narrenturm« genannt, und einem Findelhaus. Zu damaliger Zeit noch von keinem anderen Spital in Europa in Umfang und Güte der Einrichtungen übertroffen.
Sechsmal wurde Dr. VON QUARIN zum Rektor der Wiener Universität berufen.
Zu ihm ging also HAHNEMANN. 68 Gulden besaß er und mußte damit die Reise nach Wien bezahlen und auch noch seinen Unterhalt bestreiten. In VON QUARIN hatte er nicht nur einen Lehrer gefunden, sondern auch einen Freund, der ihm seine Liebe schenkte, ihn wie keinen seiner anderen Schüler sogar mitnahm zu privaten Kranken und sogar in das Spital, das eine Privatpraxis gewährte, was er gerade in Wien gehofft und gesucht hatte.
Nämlich die praktische Ausbildung zur Arzneikunde, die ihm in Leipzig ganz und gar gefehlt hatte.
HAHNEMANN ging völlig in seiner Arbeit als Assistent bei VON QUARIN auf, er konnte sich keinen Nebenerwerb leisten, und so waren die 68 Gulden schnell weg, und kein Rest war übrig geblieben und auch kein Brosamen mehr, wie er selber schreibt. Auch hier half ihm wieder Professor QUARIN, der ihn dann nach Hermannstadt vermittelte, wo er 1777 bis 1779 bei Dr. VON BRUCKENTAL arbeitete.
1779 ging er zur Universität nach Erlangen und hat dort am 10. August im Bereich der Medizin promoviert. Der Titel seiner Doktorarbeit lautete: »Conspectus adfectuum spasmoticorum aetiologicus et therapeuticus.«
Anschließend war er 1779 bis 1780 wiederum als Student in Leipzig bei Prof. LEONARDI und studierte dort Chemie.
1780 ging er nach Hettstädt, wie in seiner Biographie zu lesen ist, 1781 nach Dessau und lernte dort seine spätere Frau kennen.
1782 heiratete er die 1764 geborene Frau Johanna Leopoldine Henriette Küchler. Sie war die Adoptivtochter des Apothekers, bei dem er in Dessau Pharmazie erlernte und bei dem er sie kennen und lieben lernte.
1783 wurde seine erste Tochter geboren, 1784 ging er nach Dresden, wo sein Sohn Friedrich zur Welt kam. Dann ging er nach Lockwitz, dort wurde seine Tochter Wilhelmine geboren, 1789 Amalie. 1792 zieht er von Leipzig kommend nach Gotha und hat dort die Heilanstalt im herzoglichen Jagdschloß eröffnet. Schließlich kam er 1793 nach Moschleben und reiste 1794 nach Göttingen, wobei auf der Reise sein Sohn Ernst an Unfallfolgen stirbt.

1795 Umsiedlung nach Braunschweig, von da nach Wolfenbüttel, dort 1796 Geburt von Zwillingstöchtern.
In Königslutter ist er von 1796 bis 1799 geblieben. 1799 vergebliche Bewerbung als Hofarzt beim Herzog von Gotha, um sich dann 1799 in Hamburg niederzulassen.

1796 Geburtsstunde der Homöopathie!

Die Reisen gingen weiter nach Molln, dort wurde Eleonora geboren, schließlich nach Wittenberg und Dessau. Weitere Niederlassungen in Thorgau, wo die Töchter Charlotte und Luise zur Welt kamen. Luise heiratete später seinen Assistenten Dr. Mohndorf.
1810 kam es zur Veröffentlichung seines ersten großen Werkes, der 1. Auflage des »Organon«, genauer des »Organon der rationellen Heilkunde«. 1811 bis 1821 ließ sich HAHNEMANN in Leipzig nieder.
Am 26. 6. 1812 erfolgte die Habilitation von HAHNEMANN. Seine Dissertation zur Habilitation ist nach dem Gebrauch der damaligen Zeit in lateinischer Sprache verfaßt und führt den Titel:
»Dissertatio historico medica de helleborismo veterum.«
Seine Habilitationsrede ist ausgezeichnet angekommen. Er konnte dabei seine ungewöhnlichen Sprachkenntnisse, seine Belesenheit und seine Gelehrsamkeit, auch in der Geschichte der Arzneiwissenschaften, ins hellste Licht stellen. So war es ihm möglich, medizinische Schriftsteller in deutscher, französischer, englischer, italienischer, lateinischer, griechischer, hebräischer und arabischer Sprache mehrfach mit genauer Angabe der betreffenden Stellen wörtlich anzuführen und mit Erwiderung und Erweiterung auf ihre Ansichten einzugehen. Über ein halbes Hundert mehr oder weniger bekannter Ärzte, Philosophen und Naturforscher ließ er dabei zu Worte kommen. Die Nachricht vom ersten öffentlichen Auftreten HAHNEMANNS hatte den Hörsaal der Universität vollständig zu füllen vermocht. Selbst aus der weiteren Umgebung waren Zuhörer gekommen. Es existieren Briefe aus dieser Zeit, daß auch die Opponenten nichts gegen HAHNEMANNS medizinische Ausführungen einzuwenden hatten und daß sie nur in philologischen Einzelheiten andere Meinungen vertreten konnten.
Aber, so schreibt dieser Briefschreiber: »Wo gibt es Altphilologen, die jemals einerlei Meinung sind.« »Er bleibt der Sieger«, so ist in einem dieser alten Briefe deutlich niedergeschrieben.
Professor LUDWIG hatte sich sehr lobend über die Dissertation und über die Disputationen ausgesprochen. Das Jahr 1819 sieht die 2. Auflage des »Organon«, er nennt es jetzt das »Organon der Heilkunst«.

LESER-SERVICE

Ich arbeite auf dem Gebiet: ....

Bitte informieren Sie mich zukünftig regelmäßig über folgende Themen:

☐ Veterinärmedizin
☐ Homöopathie
☐ Phytotherapie

☐ Senden Sie mir bitte ein **Sonntag** Verlagsverzeichnis

Diese Karte habe ich entnommen aus: ....
58110

ABSENDER:

Bitte ausreichend freimachen

Please affix sufficient postage

Unterschrift

Name (möglichst Stempel)

PLZ Ort

Straße

Datum

Printed in Germany 1996

ANTWORT

SONNTAG Verlag
Postfach 30 05 04

70445 Stuttgart

Bis 1821 bleibt HAHNEMANN nun in Leipzig, läßt sich dann in Köthen nieder, wo er bis 1835 residiert. Der Umzug nach Köthen hat 600 Thaler gekostet, so lesen wir aus alten Berichten! Er wird dort Herzoglicher Hofrat, übernimmt 1820 die Behandlung des Fürsten SCHWARZENBERG in Wien, über deren Erfolg alles bekannt ist, und diese Behandlung hat ihm fälschlicherweise auch noch geschadet, weil alle seine Gegner hier den Mißerfolg ihm und seiner Behandlung vorwarfen.
1828 finden die Vorbereitungen für das fünfzigjährige Arztjubiläum von HAHNEMANN statt. Im gleichen Jahr veröffentlicht er seine »Chronischen Krankheiten«, eines seiner wichtigsten Bücher in 5 Bänden.
Am 10. August 1829 feiert er sein 50jähriges Doktorjubiläum, 1830 am 31. März stirbt HAHNEMANNS erste Frau, und 1831 ist das Jahr, in dem er so erfolgreich die Cholera behandelt hat. 1830 erscheint seine »Reine Arzneimittel-Lehre«, ebenfalls ein 5bändiges Werk über die Arzneimittel-Prüfungen mit genau dargestellter Symptomatik, ein bewundernswertes Werk, mit einer Akribie niedergeschrieben, die heute ihresgleichen sucht.
1831 wird sein erfolgreichstes Jahr als Arzt, in dem er überall erfolgreich die Cholera behandelt.
1832 kommt Dr. Lehmann als Assistent zu ihm, dafür bekam er eine extra herzogliche Assistenzgenehmigung.
1834 übernimmt HAHNEMANN die Oberaufsicht über das Leipziger Homöopathische Krankenhaus.
Im gleichen Jahr kommt MELANIE DE HERVILLY nach Köthen. Er heiratet sie am 18. 1. 1835 und zieht am 17. 6. mit seiner Frau stillschweigend, bei Nacht abreisend, nach Paris, wo er am 21. 6. bereits eintrifft.
Am 21. 8. 1835 erhält er in Paris die Erlaubnis, zu praktizieren.
1839 am 10. August feiert er sein 60jähriges Doktorjubiläum.
Er wird 1841 Ehrenbürger von Meißen und stirbt am 2. Juli 1843 in Paris.
Am 4. Juli wird er auf dem Friedhof von Montmartre beigesetzt, und am 25. 5. 1870 stirbt auch seine Frau Melanie.
Die sterblichen Überreste werden vom Montmartre-Friedhof in den Friedhof Père Lachaise überführt, wo ein großes Grabdenkmal errichtet wird.
Bei der Öffnung von HAHNEMANNS Sarg, die im Beisein einiger Anhänger der Homöopathie stattfand, fand man um HAHNEMANNS Halswirbel eine lange Flechte flachsblonden Haares geschlungen und in einer versiegelten Flasche einen Zettel von der Hand Melanies:

»Christian Friedrich Samuel Hahnemann
geboren in Meißen in Sachsen am 10. April 1755
gestorben in Paris am 1. Juli 1843
Seine Frau, Marie Melanie de Hervilly wird im Grabe sich mit ihm vereinigen, so wie er es gewünscht hat und man wird die Worte einmeißeln, die von ihm geschrieben sind:
HOC NOSTRO, CINERI CINIS, OSSIBUS OSSA, SEPULCRO MISCENTUR, VIVOS UT SOCIAVIT AMOR.
In diesem unserem Grabe vermischen sich Asche mit Asche, Gebein mit Gebein, wie die Lebenden die Liebenden vereint hat.«

Auf seinem Grabstein steht: NON INUTILIS VIXI.

Anhang zu Kapitel 2.1

Das Horoskop Hahnemanns

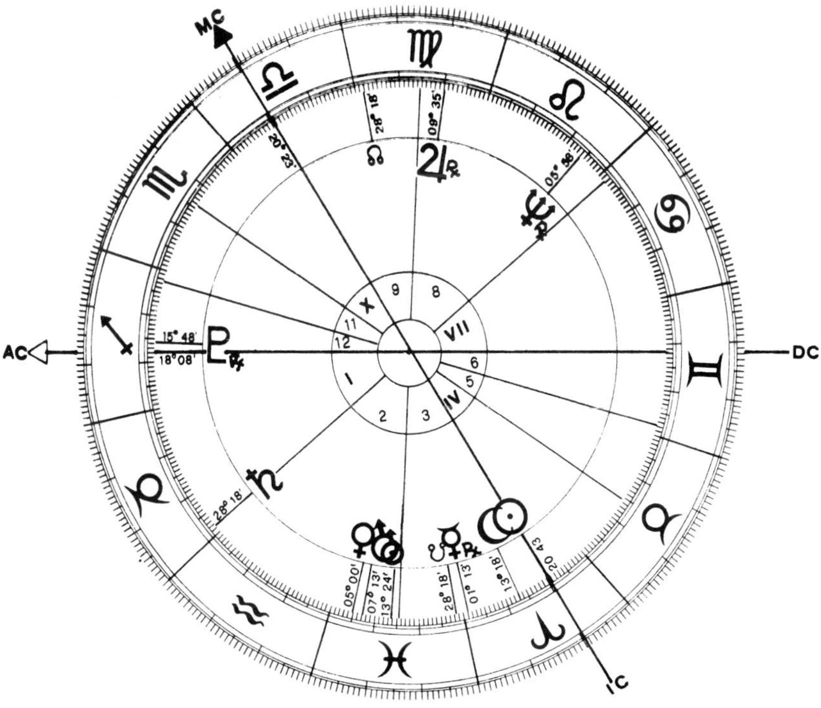

Christian Friedrich Samuel Hahnemann, geboren 10./11. April 1755 Mitternacht in Meißen.

Der Geburtstag Hahnemanns war bisher nicht genau bekannt. Der amtliche Eintrag im Buch der Frauenkirche zu Meißen lautete: 11. April 1755. HAHNEMANN selbst gab hingegen stets den 10. April als seinen Geburtstag an. Nach den Aussagen seiner Töchter wurde er am 10. April gegen nachts 12 Uhr geboren.
In der Astrologie gibt es seit langem das Verfahren der Geburtszeitkorrektur, d. h. die zeitlich genaue Kenntnis gewisser markanter Daten in der Biographie des Horoskopeigners ermöglicht es, zurückzurechnen und die Geburtsminute exakt zu bestimmen. Im Fall HAHNEMANN wurde diese recht aufwendige Arbeit bisher versäumt.

Der bekannte Schweizer Astrologe HEINRICH KÜNDIG – dem wir an dieser Stelle sehr für seine wertvolle Hilfe danken – hat aufgrund der Methode des Renaissanceastrologen BONATTI das Horoskop Hahnemanns neu erstellt und hier erstmalig publiziert. Seine Nachrechnung ergab: HAHNEMANN wurde am *10./11. April genau um Mitternacht Ortszeit geboren.*
Da es keine Ephemeriden des Jahres 1755 gibt, hat KÜNDIG die Planetenstände von verschiedenen Computern, die unabhängig voneinander arbeiteten und alle zu dem gleichen Ergebnis kamen, errechnen lassen. Diese Daten sind nun astronomisch exakt.
Merkwürdigerweise ging Th. RING bei seiner Deutung des Hahnemannschen Horoskops in Band III der »Astrologischen Menschenkunde« von dem richtigen Geburtstermin aus; lediglich seine Angaben über die Planetenstände müßten korrigiert werden. Bei der Deutung der Hahnemannschen Nativität durch HEINRICH KÜNDIG *konnte erstmalig der bisher nicht beachtete, hart am Aszendenten stehende und das 1. Haus bestimmende Pluto berücksichtigt werden.*

Aus: Schmeer, E. H.: Homöopathie – Psychosomatik – Paramedizin, S. 66. Verlag Grundlagen und Praxis, Leer 1982.

Abiturrede Hahnemanns

Deutsche Übersetzung der in Latein vorgetragenen Rede.
Quelle:
Preuss, Erich: »Der 20jährige Hahnemann«. Wilmar Schwabe, Leipzig 1930.

Rede

Wenn es auch für keinen von Euch, geehrte und gelehrte Zuhörer, einem Zweifel unterliegen kann, daß sich aus dem Mechanismus der gesamten Welt die Existenz Gottes erkennen und begreifen läßt: so glaube ich doch mit vollem Rechte erklären zu müssen, daß in nichts die wunderbare Güte und Weisheit dieses höchsten Wesens klarer und sichtbarer hervorleuchtet als in der Erschaffung des Menschen. Hat er doch eine in solchem Maße alle menschliche Vernunft übersteigende Geschicklichkeit an jedem einzelnen Gliede, eine so erlesene Kunst bewiesen, daß, falls einer an der Anlage unseres Körpers auch nur den kleinsten Tadel zu üben wagte, dieser in Wahrheit nicht nur als Tor, sondern als ein Mensch, dem jedes Gefühl und jede Einsicht fehlt, anzusprechen ist. Denn über alle Lebewesen ist der Mensch mit Leichtigkeit Herr und ragt über sie alle hoch empor durch die Würde und Formvollendung seines Körperbaues. Wenn dies auch jedem Beschauer sofort in die Augen springt, so wird doch ein jeder die kunstreiche Formvollendung auch der übrigen Lebewesen mit Bestimmtheit der Bewunderung wert erachten. Muß er doch erkennen, wie wohlgelungen und passend Gefühl und Gliedmaßen der Lebewesen, je nach der verschiedenen Begabung mit Vernunft und Kraft, von dem erhabenen Schöpfer aller Dinge gebildet und ausgearbeitet sind. Das Pferd ist ausgestattet mit festen Hufen und einer schmucken Mähne; liegt doch in der Schnelligkeit und Grazie sein Wert. Den Löwen dagegen, ein wutschnaubendes, tapferes Tier, hat dieselbe göttliche Weisheit mit scharfen Krallen und Zähnen versehen. Gleicherweise ist Stier und Eber, je nach seiner Bestimmung, geschützt und geschmückt. Was konnte dem Hirsch oder Hasen, jener furchtsamen Tierart, passender geschenkt werden, als die wunderbaren, gelenken Glieder und behenden Läufe, da sie ja aller Waffen, sich gegen fremde Angriffe zu verteidigen, ermangeln?

Der Mensch dagegen, Geist vom Geiste Gottes, hat von Natur als Mittel zur Verteidigung die Hände erhalten, damit er in geeigneter Weise davon Gebrauch mache, sich aber auch zu seiner Wohlfahrt schützen kann. Daher bedurfte er keiner von Natur ihm angeborenen Hörner oder Krallen, zumal er an den Spitzen der Finger Nägel trägt. Zudem vermag er Schwert und Lanze, ebenso alle anderen Waffen zu führen, die teils schärfer, teils härter sind als Hörner. Was soll ich dazu sagen, daß er schon von weitem jedem Angriff begegnen, aber auch selbst einem anderen zu schaden in der Lage ist, nämlich mit Steinen, Pfeilen und jenen eisernen Rohren (Flinten), die Bleikugeln entsenden, und anderen solchen Schutzwaffen? Die wilden Tiere dagegen vermögen nur im Nahkampfe zu verwunden oder sich zu schützen.

Dies alles erreichen wir mit Hilfe unserer Hände. Was soll ich reden von den Künsten, die durch die Beihilfe unserer Hände entstanden sind, oder von der Kleidung, oder von den Gebäuden, die teils zu unserem Wohlbefinden, teils zu unserem Bedarf und Schutz errichtet sind? Weiter: was gäbe es für Gesetze, was für Denkmäler unseres Geistes, wenn uns die Hände fehlten? Sie sind in Wahrheit die Wohltäter, die uns mit Plato, Aristoteles, mit Hippokrates, Galenus und anderen Größen des Altertums verkehren lassen. Deshalb bin ich vollständig der Überzeugung, und alle werden mir darin beistimmen, daß einem mit Weisheit begabten Wesen nichts nützlicher und willkommener sein kann als die Hände. Aber damit ich auch selbst beweisen kann, was ich mir wenigstens von den Physikern mit Begeisterung erarbeitet habe, wie man zu sagen pflegt: in meinen Mußestunden, so gebt mir, geehrte Zuhörer, bitte die Freiheit, mit kurzen Worten auszuführen, was für ein kunstvolles Werk göttlicher Weisheit und Vorsehung die menschlichen Hände sind. Um nun von hier auszugehen: gerade mit der Absicht scheint die Hand gebildet und geformt zu sein, daß sie die Stelle aller der Werkzeuge, die jemand im täglichen Leben zu gebrauchen hat, also etwa des Hammers, Hakens, der Zange, einnimmt. Welcher Künstler nun mit Ausnahme des Weltenschöpfers, den niemand an weiser Vorsehung und Geschicklichkeit übertrifft, hätte bei den Händen eine solche Kunstfertigkeit an den Tag legen können? Hat er sie doch zu dem Zwecke in Finger abgespalten und auslaufen lassen, daß sie eine runde Form von allen Seiten umfassen und einschließen können, und zwar so, daß sie die etwas größeren Gegenstände durch Umklammerung aller Finger, die kleineren durch den Druck zweier Finger festhalten. So passen sie sich an jede beliebige Form völlig an. Um Rundungen, wie ich sagte, fest zu umklammern, hat jenes weitblickende göttliche Wesen Finger von ungleicher Länge an den Händen wachsen lassen; soll also eine Kugel umfaßt werden, so greift der größte Finger nach derselben Richtung wie der kleinste, und jene wird dadurch vollständig gleichmäßig überall gepackt und festgehalten. Ferner hat die Natur dem Menschen zwei Hände geschenkt, die völlig gleichgebaut sind, sich gegenseitig entsprechen und einander Hilfe leisten können. Daher vermögen sie jeden Stein, jedes Stück Holz, kurz jede beliebige andere Last aus eigener Kraft so zu packen und in Bewegung zu setzen, als ob sie gerade um jeder einzelnen von ihnen willen erdacht und geschaffen wären.

Aber freilich, es genügte nicht, daß zwei Hände da sind, die in Finger auslaufen, wenn den vier oberen Fingern nicht der Daumen in entgegengesetzter Richtung gegenübergestellt wäre. Dieser ist so angebracht, daß er, wenn wir es wollen, sich zu jedem der übrigen Finger hinneigt, aber auch gegenüberstellt. Wenn nämlich alle in einer Ordnung und Reihe angebracht wären, so würde die Kraft beim Zufassen und die Beweglichkeit, die sich jedem Gegenstande sofort anpaßt, schwinden. Auch darf ich das nicht mit Stillschweigen übergehen, daß nicht etwa planlos oder nur des Ebenmaßes wegen Ring- und kleiner Finger hinzugefügt worden sind, wo doch jeder, wenn er gespreizt wird, nicht wenig dazu beiträgt, auch beträchtlich größere Sachen zu umfassen. Es liegt eine tiefe Wahrheit in dem Ausspruche des Sokrates, des weisesten der Philosophen, der sich im Werke des Xenophon findet: Nicht sowohl die Dinge sollen unseren Beifall finden, die schön anzuschauen sind, sondern diejenigen, die die größte Zweckmäßigkeit im Gebrauche aufweisen.

Aber die weise, weitschauende Natur hat mit Geschick auch folgendes vorgesehen: die Spitzen der Finger bestehen nicht nur aus Knochen, sondern sind darüber mit Fleisch überzogen. Mit Hilfe dieses Stückchens Fleisch ist man in der Lage, auch die kleinsten Dinge, die nur mit Mühe sonst erfaßt werden könnten, zum Beispiel ein Haar oder einen Dorn, mit Leichtigkeit zu ergreifen. Aber diese Fingerkuppen durften nicht zu weich sein, damit nicht etwa Gegenstände, die man nicht fest genug gefaßt hatte, gleich wieder den Händen entglitten. Um dies desto sicherer zu vermeiden, hat jener weise Menschenschöpfer die Fingerspitzen vorn durch Nägel geschützt. Auf diese Weise trug er den zarten, weichen Kuppen Rechnung durch die Festigkeit und Härte der Nägel. Diese wieder durften auch nicht übermäßig hart sein. Liegt darin nicht auch eine wunderbar weise Vorsehung Gottes? Denn wenn diese Nägel aus zu festem Stoffe beständen, etwa aus Knochen, so würden sie wahrlich nicht, wie es jetzt der Fall ist, nachgeben, wenn etwas zu kräftig an sie stieße oder anschlüge, sondern bei jedem Anstoß eines Steines oder Eisens würden sie splittern oder brechen. So aber haben sie einen zwischen Härte und Weichheit liegenden Stoff erhalten, d. h. sie sind aus Horn. Dadurch können sie ganz beachtlich behilflich sein, wenn es gilt, zu schaben, kratzen, abzuhäuten und auseinanderzuziehen. Mit den Nägeln hat es also fast dieselbe Bewandtnis wie mit den Schwertern. Von diesen gelten genau genommen nur die für die trefflichsten, die so fest und hart sind, daß sie eindringen, aber auch so biegsam, daß sie, wenn sie hart auftreffen, nicht sofort springen.

Ferner hat die göttliche Vorsehung auch dieses nicht übersehen: Da die Nägel sich in nicht zu kurzer Zeit abnutzen oder verschnitten werden, wachsen sie sofort von selbst wieder nach und besitzen eine so sanfte Neigung zu den Fingern, daß sie sich dadurch stützen und schützen. Dieselbe Vernunft und kluge Berechnung des erhabenen Weltenschöpfers hat ganz offensichtlich kleine Knöchelchen in die Finger eingelegt. Dieser Anlage ist die ganze Mannigfaltigkeit in der Bewegung und die ganze Kraft im

Festhalten zuzuschreiben. Damit sich dies um so besser durchführen läßt, hat der Erschaffer der Natur die Finger aus mehreren Knöchelchen zusammengefügt; denn wenn die Finger nur aus einem Knochen beständen, wären sie ja nur zu dem zu gebrauchen, was man mit ausgestreckten Händen ausführt. Damit sich aber die menschliche Hand auf alle Art krümmen und überallhin biegen läßt, hat er jedem Finger drei Knöchelchen eingefügt und beigegeben, die durch drei Gelenke verbunden und bewegt sind.

Was soll ich zu dem Fleische, das um alle Finger gehüllt ist, sagen? Dies ist so angelegt, daß darin die erhabene Weisheit und Güte Gottes ganz augenscheinlich zutage tritt. Denn da die Knöchelchen der Finger an sich zu wenig gerade sind — sintemal die Ausläufer der Gelenkknoten und die Schlankheit und Feinheit der Zwischenräume zwischen diesen eine deutliche Ungleichheit ergeben —, sind diese Zwischenräume und Unebenheiten von dem göttlichen Künstler mit einer so kleinen Schicht Fleisch ausgefüllt und überzogen, wieviel ausreicht, um die Gegenstände kräftig zu erfassen und richtig zu halten. Dies gilt für die Innenseite der Finger; außen dagegen ist die Bedeckung mit Fleisch fast ganz unterblieben, und sie sind nur mit Haut überzogen, damit die Hände nicht unnütz beschwert werden. Um die Verbindung der Gelenke selbst hat er nur ein ganz klein wenig Fleisch gelegt, damit darunter nicht die Schnelligkeit der Fingerbewegung und ihre Gelenkigkeit leidet. Das hätte zweifellos eintreten müssen, wenn jene zu dick mit Fleisch umkleidet wären. Außerdem ist den Seitenwänden der Finger, wieder ein deutlicher Beweis des erhabenen Geistes, nur so viel Fleisch angefügt, daß die Zwischenräume zwischen den Gelenken ausgefüllt werden. So ist es uns möglich, wenn wir die Finger gleichsam wie zwei Grenzflächen zusammendrücken und aneinanderschmiegen, unsere Hand wie eine feste Einheit zu gebrauchen. Ich bitte Euch, wer könnte denn schwimmen, wenn er nicht von einer gedrungenen, massigen Hand, die wie ein Spaten gefestigt und gewölbt ist, genau so wie von einem Ruder vorwärtsgetrieben würde? Könnte man sonst dem Berichte Glauben schenken, daß jener (Philosoph) Diogenes von Sinope aus Bedürfnislosigkeit seinen Holzbecher weggeworfen habe, wenn er nicht mit einer Hand, die er in gleicher Weise zu formen vermochte, Wasser schöpfen konnte?

Einen so riesigen Nutzen vermag uns so ein klein wenig Fleisch zu schaffen, das uns das Urbild der Weisheit, der Schöpfer unseres Körpers, am rechten Platze angefügt hat. Was soll ich über die wunderbaren Verbindungen der Gelenke ausführen? Ein Gelenk ist nämlich mit dem anderen so verbunden und so eingefügt, daß das ausgehöhlte Ende des unteren die runde Kugel des oberen in sich aufnimmt, sie umklammert und rundherum einschließt und festhält. So steht es auch mit den Gelenken der Hände. Diese Becherform der Gelenke durfte aber nicht übermäßig umfangreich sein, aber auch nicht zu eng, sonst würden sie sich entweder verrenken oder nur schwer drehen lassen. Was hat nun aber die Tatsache, daß die Fingerknöchel kein Mark einschließen, für einen anderen Zweck, als daß sie selbst, obwohl sie schlank sind, doch um so mehr Festigkeit besitzen und um so schwerer brechen können?

Um mich nicht zu weit zu verlieren, übergehe ich hier, meine sehr geehrten Zuhörer, in wie kunstvoller Beweglichkeit die Sehnen und Flechsen an den Muskeln der Arme hängen und verbunden sind, wie sie so jedes Fingerglied lenken und seine Handhabung bestimmen. Ich übergehe auch die über Erwarten große Schnelligkeit der Bewegung unserer Finger, die Kraft beim Zufassen, das leichte Krümmen und leichte Ausstrecken, die schnelle Drehung zur Seite, die Stärke des Daumens, schließlich die wunderbare Beschaffenheit der Muskeln selbst. Die Beschäftigung damit bietet freilich so viel Genuß, eröffnet uns solche Wunder, daß, um es kurz zu sagen, überhaupt nichts dienlicher sein kann.

So glaube ich, einflußreiche und gelehrte Zuhörer, um endlich zum Schlusse meiner Rede, zu kommen, mit meiner schwachen Geisteskraft in Kürze bewiesen zu haben, daß nicht ohne bewundernswerte, göttliche Kraft der Mechanismus unserer Hände von dem hochweisen Erbauer des Erdkreises erdacht und ausgeführt worden ist. Was bleibt mir noch zu sagen? Möge es mir erlaubt sein, Euch, meine lieben, guten Kameraden, zu ermahnen und zu beschwören: Achtet und verehrt mit mir jene weise Vorsehung! Sie erweist sich wahrlich auch am kleinsten Geschöpfe als die gleiche wie ebenso am klügsten und ehrwürdigsten Engel. Aus keinem anderen Grunde, glaubt es mir, hat sie unsern Sinn mit Gefühl und Einsicht begabt und ausgerüstet, als daß wir, wenn wir uns selbst und die anderen Kreaturen anschauen, einen Begriff von dieser Vorsehung bekommen, ein Genuß, den keine andere Gattung der Lebewesen aufzuweisen hat!

Der lateinische und französische Text weist Rechtschreibung und Zeichensetzung des 18. Jahrhunderts auf. – Dem Werkchen ist je ein Faksimile aus der Oratio und aus der Ode beigegeben. Im ersteren erkennt man klar die Handschrift Hahnemanns, während das zweite das Bestreben zeigt, durch Verbrämung und Verschnörkelung vor allem der Initialen dem Inhalte entsprechend künstlerisch zu wirken, wie es im Mittelalter üblich war.

Handschriftlicher Auszug der Abiturientenrede in Latein:

Oratio

Etsi nemini vestrum, Auditores ornatissimi doctissimique,
dubium esse potest, quin e totius mundi machinatione intelligi possit
et comprehendi, esse Deum: nulla tamen re mirificam summi numinis
sapientiam benignitatemque clarius, quam in humani corporis fabri
catione elucere atque exsplendescere vere aestimare mihi posse videor.
Tam incredibilem enim sollertiam in unoquoque membro, tam exquisitam
artem adhibuit, ut, si quis in corporis nostri fabrica vel minimum repre
hendere ausit, is non modo stultus, sed omni sensu et intelligentia expers,
jure meritoque sit putandus. Nam, ut omnium animantium facile est
princeps homo, sic iisdem etiam corporis dignitate ac excellentia longe mul
tumque praestat. Quae quidem etsi cuivis contemplanti ultro occurrunt,
tamen ceterorum quoque animalium artificiosa perfectio haud difficul
ta admiratione dignissima censebitur ab eo, qui intellexerit, quam ac
commodate appositeque sensus animantium ac membra, pro ingenii
victusque diversa ratione, a summo rerum opifice effecta sint atque ela
borata. Equus ungularum firmitate et juba ornamento est praeditus,
quippe qui velox sit et superbus. Leonem vero, iracundum animal et forte,
dentium unguiumque robore eadem divina natura sapientia instruxit.
Simili ratione taurus et aper, pro suo quisque ingenio munitus ornatusque est.
Quid cervo aut lepori, ignavo ferarum generi, dari poterat aptius, quam
mirifica illa membrorum mobilitas pedumque pernicitas, siquidem omnibus
ad vim arcendam armis destituerentur. At homini, divina mente praedito,
pro omni defensionis instrumento, manus natura fabricatas esse, et ad usum
aptas et ad incolumitatis praesidium. Quare nec cornibus ei naturalita

Abschieds- und Dankesgedicht Hahnemanns an das St. Afra-Gymnasium

Deutsche Übersetzung des im Original französisch verfaßten und vorgetragenen Gedichtes. Beigegeben handschriftlicher Auszug (s. S. 46)

Gesang

Majestätischer Gegenstand meiner demütigen Gesänge,
Herr des Weltalls! An Dich richte ich meine Stimme;
Die Natur erfüllt Deine ureigenen Befehle,
Allmächtiger Herr der Könige.

Wir wollen seine Größe durch Jubelgesänge feiern,
wir wollen mit Begeisterung seine reizvollen Werke preisen;
ihm will ich die Glut meiner Jugend weihen und rühmen
seine unsterblichen Wohltaten.

Er ist unser Gott, er ist es, der mir das Leben gab;
Aber o weh! Grausame Leiden mordeten meine Tage:
Ich flehte ihn an; rasch entwich die Krankheit,
Gesundheit ward mir und Rettung.

An diesen friedlichen Ort, diese fromme Bildungsstätte
leitetest Du meine Schritte, erhabenster Himmelskönig!
Wo ich im schützenden Schatten des heiligen Lorbeers
den Honig der schönen Künste sammelte.

Glorreicher Kurfürst, Stütze dieser Schule,
Edler Schützer so vieler Jünglinge,
empfange den Weihrauch der Herzen, die Dein Schutz schirmt,
empfange die Wärme tiefsten Dankes.

Großer Gott! erhalte uns unser aller Hoffnung,
Trage Sorge für diesen Heros, dies Glück der Sterblichen,
die Stütze der Tugend, die Hoffnung der Unschuld,
den gerechtesten der Herrscher.

Erlauchter Carlowitz! Ehre dieses Gymnasiums,
dem Phöbus die Verwaltung seines Reiches anvertraut hat;
Unser Afra, deine Freude, leuchtet wie umgestaltet
durch die Strahlen deines Glanzes.

Ihr Musen, bringt ihm Eure reichste Spende,
reiht seinen gefeierten Namen unter die berühmtesten Namen ein:
Er verschmäht nicht, was meine schwache Kraft hervorbringt,
meiner Leier ergebene Töne.

Diese Schule ist berühmt durch berühmte Männer,
ruhmreiche Erforscher schöner Wahrheiten,
Männer, die das Dunkel der alten Schriften enthüllen
und uns ihre Helle erstrahlen lassen.

Ihre Bemühungen ließen Cicero, Euripides, Virgil, Homer,
Horaz, Ovid und Xenophon wieder erstehen:
Sie erklären dem Lauschenden die Vorschriften Euklids
und die Schönheiten des Fénelon.

Ihr Gelehrten, Frommen, umkleidet von Verdiensten,
Vertraute Günstlinge jener neun gelehrten Schwestern (Musen),
Ihr Lehrer! Euer Vorbild regt an, zündet, begeistert
die Pfleglinge Eurer Milde.

Wir verehren an Euch den unermüdlichen Eifer,
Ihr Lehrer! deren Tugenden das Wissen noch erhöhen.
Die unversiegbare Quelle Eurer weisen Lehren versteht es,
zart zu stimmen und zu ergreifen.

Ich wäre ruchlos und voll Undankbarkeit, wollte ich
Eure Güte verheimlichen; Euer Eifer, Eure Liebe
besserte die Herbheit meines zu rauhen Geistes.
Euch verdanke ich diesen Tag.

Ihr Musen, Ihr weisen Spenderinnen des wahren Lorbeers,
Schmückt sie mit einem unaufhörlich blühenden Zweige!
Und ich will ihre Hände küssen, meine Wohltäterinnen,
als dankbarer Schüler.

Ich werde nie vergessen die so weisen Lehren
meiner Eltern. Womit soll ich vergelten Eure Sorgen,
Eure Schmerzen? Empfangt diese Huldigung der glühenden Wünsche
Mein Auge glänzt in Tränen.

Auf Windesflügeln entflieht die flüchtige Zeit.
So wie ein reißender Strom fließt sie dahin, verrinnt, vergeht.
Mit dem schönen Alter geht der Geschmack an den schönen Künsten dahin
Darum laßt uns den Tag genießen, der uns leuchtet!

Ja, Ihr genießt ihn, Freunde der Wissenschaft,
Ihr jungen Kameraden, begabt mit liebenswerten Sitten.
Ihr löscht immer den Durst Eurer wißbegierigen Herzen
im sanften Musenquell.

Auch ich kostete davon in diesen glücklichen Mauern.
Jetzt aber muß ich diese bezaubernden Gestade verlassen.
Es sei. Aber, Freunde, pflegt das köstliche Band der Liebe weiter
mit dem Herzen, ohne Falsch!

Ode

Majestueux objet de mes humbles cantiques.
Seigneur de l'Univers! je t'addresse ma voix:
La Nature accomplit tes ordres authentiques,
Tout puissant Souverain des Rois!
Célebrons sa grandeur par des chants d'alégresse.
Disons avec transport ses oeuvres pleins d'attraits:
Je viens lui consacrer les feux de ma jeunesse.
Chantant ses immortels bienfaits.
C'est notre Dieu, c'est lui qui me donna la vie;
Mais, las! des maux cruels assassinoient mes jours:
Je l'implorai; soudain s'enfuit la maladie.
La Santé vint à mon secours.
Dans ces paisibles lieux, ce pieux séminaire
Vous conduisiez mes pas, Suprême Roi du Ciel!
Où, des sacrés lauriers sous l'ombre tutelaire
Des beaux arts je cueillois le miel.
Auguste glorieux! soutien de ce College.
Généreux Nourricier de maints adolescents!
Reçois l'encens des coeurs que ta garde protege.
La Chaleur des Remerciments.

Zeittafel zur Biographie Hahnemanns

HAHNEMANN 1755–1843

MEISSEN
1755–1777 = Jugend

1777	Wien
	Hermannstadt
1778	„
1779	„
1779	Erlangen
1780	Hettstadt
1781	Dessau
1782	Gommern
1783	„
1784	„
1784	Dresden
1785	„
1786	„
1787	„
1788	„
1789	„

LEIPZIG

1777

1789–1792

1811–1821

1792	Gotha
1793	Molschleben
1794	Göttingen
1794	Bad Pyrmont
1795	Braunschweig
1796	Wolfenbüttel
1796	Königslutter
1797	„
1798	„
1799	„
1799	Altona
1800	Hamburg
1800	Mölln
1801	Machern
1801	Eilenburg
1802	„
1803	„
1803	Wittenberg
1804	„
1804	Dessau
1805	Torgau
1806	„
1807	„
1808	„
1809	„
1810	„
1811	„

Köthen
1821–1835

PARIS
1835–1843

10. 4. 1755	Samuel Hahnemann wird als Sohn eines Porzellanmalers in Meißen geboren
bis 1775	Besuch der Stadtschule und der Sächsischen Landes- und Fürstenschule Afra in Meißen
1775–1777	Studium der Medizin in Leipzig und Wien
1777–1779	Hausarzt beim Stadthalter von Siebenbürgen in Hermannstadt
1779	Promotion in Erlangen über Ursachen und Behandlung von Krampfzuständen
1779–1781	Gelegenheitsarbeiten als Übersetzer und Hauslehrer in Erlangen
1781	Aufenthalt in Dessau. Bekanntschaft mit der Stieftochter des Apothekers Häsler, Henriette Küchler
1781–1784	Amtsphysikus in Gommern
1. 12. 1782	Heirat der Henriette Küchler in der St.-Johannis-Kirche Dessau
1785–1789	Nach der Tätigkeit als Gerichtsarzt und im Dienste städtischer Krankenhäuser Dresdens widmet er sich fast ausschließlich schriftstellerischer Arbeit. Er übersetzt Werke der Medizin und Chemie.
1787	J. B. van den Sande/S. Hahnemann: *»Die Kennzeichen der Güte und Verfälschung der Arzneimittel«*
1787	Dresden. Hahnemann tritt für die Selbstbereitung der Arzneimittel ein.
1789–1792	Aufenthalt in Leipzig. Fortsetzung der schriftstellerischen Tätigkeit. Äußerungen gegen Aderlaß und Abführmittel
1790	Übersetzung der *»Abhandlung über die Materia Medica«* des schottischen Arztes William *Cullen*. Dadurch angeregt, unternimmt er den Selbstversuch mit der Chinarinde – Geburtsstunde der Ähnlichkeitsregel.
1792	Herzog Ernst von Sachsen-Gotha überläßt Hahnemann einen Flügel seines Jagdschlosses in Georgenthal als »Heilanstalt für Geisteskranke«, in der jedoch nur ein Patient behandelt wird. Hahnemann steht in brieflichem Kontakt zu einer Reihe von Patienten und übermittelt auf diesem Weg Rezepte und Maßregeln zur Lebensweise.
1792–1804	Aufenthalte in Molschleben, Göttingen, Pyrmont, Wolfenbüttel, Braunschweig, Königslutter, Hamburg-Altona, Mölln, Lauenburg, Machern, Eilenburg und Dessau.

1793–1798	Herausgabe des *»Apotheker-Lexikons«* Teil 1 und 2
1805–1811	Niederlassung als praktischer Arzt in Torgau
1807	Seine Erkenntnisse über die Ähnlichkeitsregel und seine neue Heilmethode nennt er erstmalig selbst »Homöopathie«
1810	*»Organon der rationellen Heilkunde«*
1811–1821	Hahnemann beginnt einen Vorlesungszyklus an der Leipziger Universität über seine neue Heilmethode. Er schart junge Studenten und Anhänger seiner Lehre um sich und bildet mit ihnen eine Arbeitsgemeinschaft für Arzneimittelprüfungen – die erste Form der später in Köthen gegründeten »Gesellschaft homöopathischer Ärzte«. In dieser Zeit entsteht die *»Reine Arzneimittellehre«* Band 1–6
1820	Es kommt zur Klage der Leipziger Apotheker gegenüber Hahnemann; das Selbstdispensieren wird ihm verboten.
1821–1835	Aufenthalt in Köthen/Anhalt (siehe Tafel »Hahnemann in Köthen«!)
1835–1843	Hahnemann errichtet gemeinsam mit Melanie eine homöopathische Praxis in Paris. Ein reger Patientenzustrom ermöglicht es ihm, unbemittelte Patienten kostenlos zu behandeln und ein Leben in Wohlstand zu führen.
2. 7. 1843	Hahnemann stirbt an den Folgen eines Bronchialkatarrhs.

Verzeichnis wichtiger, von Samuel Hahnemann bis zum Jahre 1828 veröffentlichter Schriften

Eigene Schriften

Dissertatio inauguralis medica, conspectus adfectuum spasmodicorum aetiologicus et therapeuticus. Erlangen, 1779

(5 kleinere Beiträge) in: »Medicinische Beobachtungen«. Hrsg. von Friedrich Christian Krebs. Bd. 1 H 1, H 2 (1782)

Anleitung alte Schäden und faule Geschwüre gründlich zu heilen nebst einem Anhange über eine zweckmäsigere Behandlung der Fisteln, der Knochenfäule, des Winddorns, Krebses, des Gliedschwamms und der Lungensucht. Crusius, Leipzig 1794

Ueber die Arsenikvergiftung, ihre Hülfe und gerichtliche Ausmittelung. Crusius, Leipzig 1786

Über die Schwierigkeit der Minerallaugensalzbereitung durch Potasche und Kochsalz. Chemische Annalen ... Hrsg. Lorenz Crell. Bd. 3, St. 11, S. 387–396 (1787)

Abhandlung über die Vorurteile gegen die Steinkohlenfeuerung, die Verbesserungsarten dieses Brennstofs und seine Anwendung zur Bakkofenheizung. Dresden 1787

Ueber den Einfluß einiger Luftarten auf die Gährung des Weines. Chemische Annalen für die Freunde der Naturlehre ... Hrsg. Lorenz Crell. Bd. 1 St. 2, S. 141f. (1788)

Über die Weinprobe auf Eisen und Bley. Chemische Annalen ... Hrsg. Lorenz Crell. Bd. 1, St. 4, S. 291–305 (1788)

Etwas über die Galle und Gallensteine. Chemische Annalen ... Hrsg. Lorenz Crell. Bd. 3, St. 10, S. 296–299 (1788)

Ueber ein ungemein kräftiges, die Fäulniß hemmendes Mittel. Chemische Annalen ... Hrsg. Lorenz Crell. Bd. 3, St. 12, S. 485f. (1788) (ins Französische übersetzt von Cruet im Journal de Medicin Paris 1789)

Mißglückte Versuche bei einigen angegebenen neueren Entdeckungen. Chemische Annalen ... Hrsg. Lorenz Crell. Bd. 1, St. 3, S. 202–207 (1789)

Brief an L. Crell über den Schwerspat, Crells Annalen (1789)

Entdeckung eines neuen Bestandteiles im Reißbley. Chemische Annalen ... Hrsg. Lorenz Crell. Bd. 3, St. 10, S. 291–298 (1789)

Etwas über das Prinzipium adstringens der Pflanzen. Beyträge zu den chemischen Annalen. Hrsg. Lorenz Crell. Bd. 4, St. 1, S. 419f. (1789)

Genauere Bereitungsart des auflöslichen Quecksilbers. In: Neue Literarische Nachrichten für Aerzte, Wundärzte und Naturforscher. S. 902–908 (1789), außerdem in: Neues Magazin für Ärzte. Hrsg. Ernst G. Baldinger. Bd. 11, St. 5, S. 411–416 (1789)

Unterricht für Wundärzte über die venerischen Krankheiten nebst einem neuen Quecksilberpräparate. Crusius, Leipzig 1789

Vollständige Bereitungsart des auflöslichen Quecksilbers. Crells Chemische Annalen ... Hrsg. Lorenz Crell. Bd. 2, St. 7, S. 22–28 (1790)

Unauflöslichkeit einiger Metalle und ihrer Kalke im ätzenden Salmiakgeiste. Chemische Annalen ... Hrsg. Lorenz Crell. Bd. 2, St. 8, S. 117–123 (1791)

Hrn. Dr. Hahnemanns Mittel, dem Speichelfluß und den verwüstenden Wirkungen des Quecksilbers Einhalt zu tun. Medicinische Bibliothek. Hrsg. Johann F. Blumenbach. Bd. 3, St. 3, S. 543–548 (1791)

Nöthige Erinnerungen zu meiner Weinprobe. Beiträge zum Archiv der medizinischen Polizei- und der Volksarzneikunde. Hrsg. Johann C. F. Scherf. Bd. 3 (1792)

Ueber die Glaubersalz-Erzeugung nach Ballen'scher Art. Chemische Annalen für die Freunde der Naturlehre ... Hrsg. von Lorenz Crell. Bd. 1, St. 1 S. 22–23 (1792)

Freund der Gesundheit. Bd. 1, Heft 1, Fleischer, Frankfurt/M. 1792, Heft 2, Crusius 1796.

Apotheker-Lexikon, Leipzig 1793–1799

Etwas über die wirttembergische und Hahnemannsche Weinprobe. In: Intelligenzblatt der Allgemeinen Literatur-Zeitung. (1793) Bd. 3, Nr. 79, Sp. 630–632

Bereitung des Casseler Gelbs. Erfurt 1793. Außerdem in Acta Academiae Electoralis Moguntinae Scienterium Utilium, Erfurt 1794

Über Hahnemanns Weinprobe, und den neuen Liquor probatorius fortior. Journal der Pharmacie für Aerzte, Apotheker und Chemisten. Hrsg. Johann B. Trommsdorff. Bd. 2, St. 1, S. 39–48 (1794)

Heilung und Verhütung des Scharlach-Fiebers. Becker, Gotha, Nürnberg 1803

Der Kaffee in seinen Wirkungen. Steinacker, Leipzig 1803

Aeskulap auf der Wagschale. Steinacker, Leipzig 1805

Heilkunde der Erfahrung. Wittig, Berlin 1805

Fragmenta de viribus medicamentorum positivis, sive in sano c. h. observatis. Ambrosius Bart 1805

Organon der rationellen Heilkunde. Arnold, Dresden 1810. 2. verb. Aufl. »Organon der rationellen Heilkunst«, Dresden 1819. Eine 3. Aufl. 1824, eine sehr vermehrte 1829. Arnold, Dresden

Dissertatio historico-medica de Helleborismo Veterum, Habilitationsschrift, Leipzig 1812

Reine Arzneimittellehre, 6 Teile. Arnold, Dresden. 1. Aufl. 1811–1821, 2. Aufl. 1822–1827

Die chronischen Krankheiten, ihre eigenthümliche Natur und homöopathische Heilung, 3 Bde. Dresden, Leipzig 1828–1830. Damals Ankündigung, daß ein 4. Band erscheinen werde.

Viele kleinere Abhandlungen finden wir noch in verschiedenen Zeitschriften, die allerdings teilweise auch in diesen Arbeiten aufgeführt sind.

Übersetzungen und Bearbeitungen aus verschiedenen Sprachen, großteils mit Zusätzen und Anmerkungen Hahnemanns versehen

Stedman, John: Physiologische Versuche und Beobachtungen [Physiological essays and observations. Edinburgh 1769]. Leipzig 1777

Nugent, Christoph: Versuch über die Wasserscheu [Nugent, Christopher: An essay on the hydrophobia [. . .]. London 1753]. Leipzig 1777

Falconer, William: Versuch über die mineralischen Wasser, und warmen Bäder [On the water commonly used at Bath. Bath 1772–1775]. 2 Bde., Leipzig 1777–1778

Ball, John: Neuere Heilkunst oder vollständige Anweisung die Krankheiten vernunftmässig zu behandeln [The modern practice of Physic [...]. London 1760]. 2 Bde., Leipzig 1778

Demachy, Jacques François: Laborant im Großen, oder Kunst die chemischen Produkte fabrikmäßig zu verfertigen [Procédés chymiques rangés méthodiquement et définis. Paris 1769]. 2 Bde., Leipzig 1784

Demachy, Jacques François/Dubuisson: Der Liqueurfabrikant [Demachy: L' Art du distillateur liquoriste [...]. Paris 1775, Neuchatel 1780/ Dubuisson: L' art du distillateur et marchand des liqueurs [...]. Deux parties, Paris 1779]. 2 Bde., Leipzig 1785

Demachy, Jacques François: Kunst des Essigfabrikanten [Art du vinaigrier. Neuchatel 1780]. Leipzig 1787

Sande, Jean Baptiste van den: Die Kennzeichen der Güte und Verfälschung der Arzneimittel [La falsification des médicaments devoilée [...]. À la Haye et à Bruxelles 1784]. Dresden 1787

Guérin, M.: Abhandlung über die Krankheiten der Harnröhre [Dissertation sur les maladies de l'urètre [...]. Paris 1780]. In: Neue Sammlung der auserlesensten und neuesten Abhandlungen für Wundärzte. Leipzig (1787), St. 16, S. 1–70

Berington, Joseph: Geschichte Abälards und der Heloise, nebst beider ächter Briefe [The history of the lives of Abeillard and Heloisa [...]. Birmingham and London 1787]. Leipzig 1789

Cullen, William: Abhandlung über die Materia medika [A treatise of the materia medica. Edinburgh ²1789]. 2 Bde., Leipzig 1790

Fabbroni, Adam: Kunst nach vernünftigen Grundsäzzen Wein zu verfertigen [Fabroni, Adamo: Dell' arte di fare il vino [...]. Firenze 1787] Leipzig 1790

Ryan, Michael: Untersuchung der Natur und Kur der Lungenschwindsucht [...] [An enquiry into the nature, causes, and cure of the consumption of the lungs [...]. London 1787]. Leipzig 1790

Young, Arthur: Annalen des Ackerbaues und andrer nü[t]zlichen Künste [Annals of agriculture, and other useful arts. London 1786–1787]. 3 Bde., Leipzig 1790, 1791, 1802

Grigg, Johann: Vorsichtsregeln für das weibliche Geschlecht besonders in der Schwangerschaft und dem Kindbette [...] [Advice to the female sex in general, particularly those in a state of pregnancy and lying [...] Bath 1789]. Leipzig 1791

Monro, Donald: Chemisch pharmaceutische Arzneimittellehre [A treatise on medical and pharmaceutical chymistry and the materia medica. London 1788]. 2 Bde., Leipzig 1791, ²1794

Metherie, Jean Claude de la: Über die reine Luft und verwandte

Luftarten und Stoffe [Essai analytique sur l'air pur et les différentes espèces d'air. Paris 1785]. 2 Bde., Leipzig 1791

Rigby, Edward: Chemische Bemerkungen über den Zucker [Chemical observations on Sugar. London 1788]. Dresden 1791

Handbuch für Mütter, oder Grundsätze der ersten Erziehung der Kinder [Principes de Jean-Jacques Rousseau, sur l' éducation des Enfants [. . .]. Paris an 2 [1793]]. Leipzig 1796, ^{2}1804

Taplin, Wilhelm: Stallmeister oder neuere Roßarzneikunde [Taplin, William: The gentleman's stable directory; or, modern system of farriery. London ^{13}1796]. 2 Bde., Leipzig 1797–1798, ^{2}1804

Neues Edinburger Dispensatorium [[Lewis, William:] The Edinburgh new dispensatory. Edinburgh ^{4}1794]. 2 Bde., Leipzig 1797–1798

Arzneischatz oder Sammlung gewählter Rezepte [[Pearson, Richard:] Thesaurus medicaminum. A new collection of medical prescriptions [. . .]. London 1794]. Leipzig 1800

Home, Everard: Praktische Bemerkungen über die Heilart der Harnröhrverengerungen durch Aetzmittel [Practical observations on the treatment of strictures in the urethra. London 1795]. Leipzig 1800

Haller, Albrecht von: Arzneimittellehre der vaterländischen Pflanzen nebst ihrem ökonomischen und technischen Nutzen [Matière médicale tirée de Halleri historia stirpium indigenarum helvetiae [. . .] par Philippe-Rodolphe Vicat. Berne 1776]. Leipzig 1806

Es gibt noch verschiedene aus dem Englischen, Französischen, Italienischen und Lateinischen übersetzte Abhandlungen kleinerer Natur, die der »Sammlung der auserlesenen neuesten Abhandlungen für Wundärzte« in Leipzig in der Weygand'schen Buchhandlung zu entnehmen sind (1783, 1784 und 1787).

Außerdem gibt es noch ein zweibändiges Werk, gesammelt und herausgegeben von D. Ernst Stapf mit dem Titel »Kleine medizinische Schriften von Samuel Hahnemann«. Hier finden wir über 40 verschiedene, kleine, äußerst interessante Abhandlungen über chemische und pharmazeutische Bereiche, aber auch sehr viele über angewandte Arzneikunst, über Krankheiten und teilweise pyhsiologische und philosophische Themen, z. B. »Sokrates von Physon«.

So findet sich im Bd. 2, ziemlich am Ende, ein nur wenige Seiten langer Artikel über die Frage »Wie ließe sich wohl die Homöopathie am gewissesten wieder ausrotten?« Ein sehr feinsinniger, ironischer, dabei nicht gerade dem Apotheker freundlich gesinnter Artikel, den es zu lesen lohnt. Die Zusammensetzung wäre, um mit seinen Worten zu sprechen:

»Ausrotten ließe sie sich doch wohl nicht gewisser, als durch das Machtgebot des Gesetzes: **Du sollst nicht selbst dispensieren.**«

2.2 Die Jahre 1796 bis 1810 – Hahnemanns geistes- und kulturgeschichtliches Umfeld

Die Erfindung der Schrift war schon ein gewaltiger kultureller Fortschritt. Aber richtig ist, daß noch mehr deren technische Nutzung einen solchen großen Wert hat. Die Buchdruckerkunst kann man als geistigen Anfang der Neuzeit preisen. Tatsächlich ist GUTENBERGS Erfindung der entscheidende Faktor im heutigen Wissensbetrieb.
Daß die »Alma mater« seither ganze Ströme von Wissen hervorbringt, verdanken wir JOHANNES GUTENBERG, der ein »Pharmakon« ausfindig machte, das die bislang eher kargen Brüste der Wissenschaft zum überfließenden Quell werden ließ bis zum heutigen Tag. So können wir unser Wissen erweitern, unseren Horizont besser übersehen, und vergangene Jahrhunderte werden immer transparenter.
Die Geschichte der Wissenschaft und der Naturwissenschaft ist im strengsten Sinne Wissensgeschichte, Erkenntnis- und Ideengeschichte, Geschichte des Blickes auf die Welt und des Wertschätzens bestimmter Dinge und Tatsachen. Für diese Themen besitzt die Naturwissenschaft keine Methodik, und daher kann sie auch für die Geschichte nicht die Verantwortung tragen. Geschichte aber ist nicht Naturwissenschaft, sondern Geisteswissenschaft. Alles Denken, Erkennen und Wissen mit dem, was wir Geist nennen, hat natürlich eine Natur, hat ein Wesen. *Natürlich* im Vollsinn des Wortes muß man auch zur Natur rechnen. Aber genauso sicher ist es, daß die Geschichte der Naturwissenschaften nur im Rahmen der Wissensgeschichte, also der Geistesgeschichte wirklich erkannt werden kann. Daran sollten wir uns auch wirklich halten.
Es geht hier nicht darum, eine Reihe von Fakten aufzuzählen oder Daten festzustellen, nicht an einzelnen Fäden der Geschichte zu ziehen, sondern wir müssen die Daten miteinander knüpfen, verknüpfen sogar, d. h., wir müssen ein Gewebe darstellen, einen richtigen Teppich der Geschichte erstellen, der dann einen Bericht von Schritten und Fortschritten, die aufeinander gefolgt sind, ergibt. Mit anderen Worten, wir brauchen ein Verlaufsprotokoll dieser Geschichte.
Den Unterschied kann man deutlich machen allein durch die Sprache, durch die Etymologie. Das griechische Wort »historia« (die Geschichte) klingt auffallend ähnlich wie »histis« (das Gewebe). Historia ist die

Geschichte und das hat seinen Grund. Zwar besteht für ihr Wissen etymologisch kein Zusammenhang zwischen beiden Worten, wohl aber eine Konkurrenz zwischen den Tatsachen, die wir mit diesen Worten bezeichnen.
Wir wollen hier nicht nur Fäden oder einen Teppich knüpfen, auf dem man laufen kann, sondern einen Teppich des Lebens, der Geschichte weben, der allerdings wie ein roter Faden alles deutlich machen soll. Der zwar viele Details hat, aber in seiner Verwobenheit als Gewebe, als Muster auftritt.
So gibt es Jahre in der Menschheitsgeschichte, auch in der Kulturgeschichte der Menschheit, das sind wahre Sternstunden.
Nehmen wir nur einige kleine Beispiele heraus. Da ist einmal das Jahr der Geburt von Jesus Christus. Es ist nicht genau bekannt. Und trotzdem, was war in der Folge an Umwälzungen, Reformen, Revolutionen, Kriegen, Kämpfen, aber auch Freuden, Ausgeglichenheit, Sehnsüchten und Transparenz plötzlich entstanden?
Philosophie und Theologie machten seitdem ungeheure Fortschritte, wobei es völlig gleich ist, um welchen religiösen Bereich es sich dabei handelt.
Man muß geschichtlich ungeheuere Fortschritte sehen. Denken wir doch auch einmal an das Mittelalter, ein paar Jahrhunderte später, als dieses zu Ende ging. Da hat WILLIAM HARVEY (1578–1657), er war Leibarzt von KAISER KARL I., die große Entdeckung des Blutkreislaufes gemacht. Kurze Zeit später (1596) wurde von JOHANNES KEPLER (1571–1630) das große Werk »Mysterium cosmographicum« geschrieben. Es war eine unglaublich revolutionierende Veröffentlichung des Geheimnisses des Weltenbaues. Und diese beiden Ereignisse, HARVEY mit seinem Blutkreislauf, als auch hier die Begründung der Himmelsphysik, sind die wenigen tragenden Pfeiler des riesenhaften Gebäudes unserer modernen Naturwissenschaften.
Ganze Generationen von Physikern, Mathematikern, Astronomen und Philosophen haben sich mit diesem Makrokosmos und auf der anderen Seite dem Mikrokosmos beschäftigt, um Neues zu erfahren.
Wenn wir von Kosmos reden, müssen wir auch vom Universum sprechen. Denken Sie einmal an die Lehre der HILDEGARD VON BINGEN: »Ohne die Sterne, die den Himmel halten, müsse der Himmel sich zerstreuen.«
Ganz egal, ob der Satz richtig ist oder nicht, mathematisch, physikalisch oder sonst wie, das ist eine ganz andere Frage. Der Hintergrund, den sollte man sich doch einmal überlegen. Was heißt denn »Universum«? Das heißt wörtlich: »Das zu Einem Gewandte.« Und weil wirklich nichts denkbar ist, das an dieser Wendung nicht teilnimmt, können sinnliche

Bilder und Sinnbilder in den Vordergrund treten. Alles Dinge, die bei uns im tiefsten Grund eine gemeinsame Wurzel haben. Das heißt also, im Begriff des Universums, des uns Zugewendeten, dort finden wir ungeheuere Wurzeln. Hier kommen wir auch wieder an den alten Spruch von PLATON »Alles hält zusammen die Analogie«. Das auf »Ähnlichkeit beruhende« ist ein richtiger Weg in der Entwicklung.
HEGEL, ein Zeitgenosse HAHNEMANNS und großer Philosoph, hat 1770–1831 gelebt, man muß ihn lesen. Er ist der einzige, der etwas über die *Philosophie der Homöopathie* geschrieben hat. HEGEL versichert: »Wenn wir versuchen wollten uns das Absolute auf philosophischem Wege näherzubringen, so würde es wohl, wenn es nicht an und für sich schon bei uns wäre, dieser List spotten.« Ein riesiger Gedanke, der schon uralt sein muß. (Siehe Schlußkapitel.)
Aber diese uralten Gedanken gehen ja riesige Erfahrungswege. Sie stammen aus der Erfahrung, zu der wir hin und wieder wie mit einem Schlüssel zu einem neuen Schloß finden und uns eine Tür öffnen.
Als kurz nach der ersten Jahrtausendwende – und zwar im Jahre 1003 – PAPST SYLVESTER II. starb (man kannte ihn besser unter dem Namen des Mönches GERBERTUS), war unter seiner Ägide eine unglaublich revolutionäre Tat geschehen. Er hatte die römischen Ziffern abgeschafft und dafür die arabischen in das Rechensystem des damals beginnenden Abendlandes eingeführt. Diese Rechenkunst und die Kenntnis der Null kam von den Indern und dann über die Araber zu uns. Sie zählen an sich zu jenen Revolutionen, die viel tiefer als irgendwelche materielle Erfindungen bis hin zur Kernspaltung in eine neue Zeit hineinwirken.
Revolutionen verändern, selbst da, wo sie alles auf den Kopf stellen, Politik oder sonstige Dinge, nur im System. Das schafft eine Ähnlichkeit innerhalb der Nachfolge. Von vielen Revolutionen wird aber nicht etwas verändert, sondern nur eine neue Mitte gesetzt, ein neuer Augenblick. Auch mit der Einführung der Null ist etwas Ähnliches geschehen. Die Null sprengte das bis dahin laufende Zahlensystem und hat eine ungeheure Bedeutung. Auch wenn sie die absolute Negation einer relativen Totalität darstellt, ist sie ungeheuer wirksam.
Die Null ist eine Zahl, die »nicht existiert« und trotzdem eine immense Wirkung hat. Gerade in der modernen Welt der Technik bis hin zur Computergeneration ist diese Null einfach etwas Unglaubliches.
ERNST JÜNGER sagt sehr deutlich: »Die Null ist ein Zeichen, das da sein muß um auszusagen, daß nichts da ist!« Man sollte sich dieses Zitat einige Male vor Augen halten, um zu erkennen, welche unglaublich revolutionäre Tat die Einführung der arabischen Rechenkunst für die Geschichte der Menschheit bedeutet. Mit der »O« begann der technische Fortschritt!

So haben wir im 17. Jahrhundert einen GALILEI, der den Naturwissenschaften einen frischen Aufwind brachte, über HEGEL wird noch zu sprechen sein.
Und so möchte ich hier speziell zwei Jahre anführen, die ebenfalls unglaublich Revolutionäres, teils Reformatorisches, teils Umstürzlerisches, teils in weiser Prophetie voraussehend neue Gedanken einbrachten. Jahre, die man sich merken sollte. Jahrhunderte, Jahrzehnte und Jahre dieser Art sind Sternstunden der Menschheit.

1796, die Geburtsstunde der Homöopathie

In diesem Jahr veröffentlichte HAHNEMANN erstmals diejenigen Gedanken, die uns erlauben, von der Geburtsstunde der Homöopathie zu sprechen. Diese Publikation hieß:

> »Der Versuch über ein neues Prinzip zur Auffindung der Heilkräfte der Arzneisubstanzen, nebst einigen Blicken auf die bisherigen.«

Erschienen im »Journal der praktischen Arzneykunde und Wunderarzneykunst« Bd. 2, St. 3, S. 391–439 und St. 4, S. 465–561; herausgegeben von CHRISTOPH WILHELM HUFELAND.
Dieses Referat war die Geburt der Homöopathie. Mit diesem völlig neuen Gedankenreichtum brachte HAHNEMANN das ganze große Gefüge der damals üblichen Medizin durcheinander. Zu dieser Erstveröffentlichung, die für uns in der Homöopathie so wertvoll ist, gesellten sich im Jahre 1796 noch etliche bedeutsame Ereignisse:

- KATHARINA II., Rußlands große Zarin, starb
- NAPOLEON BONAPARTE begann seinen Feldzug gegen Italien
- FICHTE veröffentlichte die »Prinzipien der Wissenschaftslehre«, ein auch heute durchaus lesbares Werk, an das man sich halten sollte;
- FRANCISCO GOYA malte das Bildnis eines Mannes, das ihn bis heute berühmt machte;
- JENNER erfand die Pockenimpfung (auch hier ein Ähnlichkeitsprinzip)
- LAPLACE schrieb über die Entstehung des Planetensystems
- HUFELAND publizierte sein bis heute wertvolles und bekanntes Werk »Die Makrobiotik« (die erste Geriatrie-Veröffentlichung);
- NAPOLEON heiratete JOSEPHINE BEAUHARNAIS.
- BEETHOVEN schrieb die Sonate für Klavier und Violoncello op. 5.2.

Auch wenn diese Ereignisse – untereinander gestellt – kaum einen Zusammenhang zu haben scheinen, so sollte man gerade in diesen

Dingen deutlich sehen, daß hier **ein Jahr** ablief, in dem sich Bedeutsames für die Welt häufte.
In der Fortführung aller, seit seiner Erstveröffentlichung im »Hufeland-Journal«, von **Hahnemann** publizierten Arbeiten, kommen wir zum Jahre

1810 – das Jahr des Organon

Es ist das Jahr, in dem die 1. Auflage des »Organon« die Öffentlichkeit erreicht, exakt 14 Jahre seit seiner ersten fachliterarischen Tat. Ein »Vorläufer« war die 1805 erschienene »Heilkunde der Erfahrung« gewesen, doch erst mit dem »Organon« hat **Hahnemann** die Medizin seiner Zeit nicht nur reformiert, sondern geradezu revolutioniert.
Überhaupt war das Jahr **1810** ein Jahr der *Revolutionen*. Im gleichen Jahr haben die Steinschen Reformen ihre Aktivitäten begonnen. FREIHERR VOM STEIN war bereits entlassen, aber seine Reformen lebten. Die über Hunderte von Jahren dauernde Leibeigenschaft der Bauern wurde langsam aber sicher aufgehoben, eine ungeheuere politische Leistung, die wir uns heute gar nicht mehr vorstellen können.
Es war das gleiche Jahr, in dem ANDREAS HOFER mit seinem revolutionären Auftreten gegenüber den feindlichen Besatzern sein Leben lassen mußte, er wurde erschossen.
Im gleichen Jahr, wiederum 1810, hat DALTON die Atomtheorie verkündet. FÜRST VON HARDENBERG wurde preußischer Staatskanzler und hat die Stein'schen Reformen durchgesetzt.
HUMBOLDT gründete in diesem Jahr in Berlin die erste »Freie Universität«. Freie Universität, warum? Freiheit von Lehre und Wissenschaft, nicht mehr abhängig von Geldgebern, nicht mehr abhängig vom Fürstenhaus, völlige Freiheit, ein unglaubliches Unternehmen. Wenn wir überlegen, daß im gleichen Jahr oder kurz davor 50% aller deutschen Universitäten ihre Segel gestrichen und ihre Arbeit eingestellt haben, hat HUMBOLDT in Berlin eine neue Universität gegründet. Der erste auf seiner Professoren-Liste war HUFELAND, der eben erwähnte Verfasser der »Makrobiotik« von 1796. Er war damals noch Professor in Erlangen, wurde dann der erste Dekan der Medizinischen Fakultät in Berlin. In diesem Zusammenhang ist vielleicht ganz interessant, daß sein Sohn der erste war, der sich in Berlin als Medizinstudent immatrikulierte.
Im gleichen Jahr hat KLEIST sein »Käthchen von Heilbronn« aufgeführt. Auch hier wieder Revolution im Gedankenkreis.
SCHLEIERMACHER wurde Professor in Berlin. Er hat PLATOS Werke wieder groß gemacht. Was geschah noch?

- Beethoven schrieb sein »Streichquartett in f–moll« und die Ouvertüre zum »Egmont«;
- Chopin wurde geboren
- Robert Schumanns Kompositionen eröffnen neue Wege in der Musik;
- Goethe veröffentlichte die ersten Teile seiner »Farbenlehre«
- Das erste »Oktoberfest« findet in München statt
- Das Skatspiel wurde entwickelt, es kamen die ersten Spielregeln dafür heraus.

2.2.1 Hahnemann und Hegel

Betrachten wir **1796** und **1810** in ihrer geistesgeschichtlichen Bedeutung, so entdecken wir ungeheure Gedankenkreise darin. Entsprechend sollten wir uns einem Philosophen widmen, der im gleichen Zeitraum lebte, es war Georg W. F. Hegel (1770–1831).
Es ist sicherlich riskant, als akademischer Lehrer in einen Kreis von berufstätigen reifen Menschen mit diesem Buch zu treten, die auch akademisch gebildet sind. Und zwar den Weg zu Hahnemann zu finden über dessen Zeitgenossen Hegel. Auch er hat sich mit der Homöopathie beschäftigt.
Man sollte jedoch einen Zugang zu einem solchen Denker finden, dessen Werk ja eigentlich – nicht nur damals, sondern auch heute – in einem unglaublichen Maße ein Rätsel darstellt.
Wenn Sie sich mit Philosophen unterhalten, die akademisch auf diesem Gebiet tätig sind, so werden Sie von diesen immer wieder hören, daß die ihnen vorgelegten Hegelschen Sätze manchmal jeglichen Zusammenhangs entbehren und erst, wenn man sie oft gelesen hat, verständlich werden.
Es gibt eine berühmte Geschichte von einem Besuch Hegels bei Goethe. Von Goethe war bekannt, daß er grundsätzlich bei Besuchern die Gespräche im Stile seiner patriarchalischen Überlegenheit führte. Hegel als Gast redete soviel, daß Goethe kaum zu Wort kam. Außerdem auch fast unverständlich für Goethe, weil Hegel ein äußerst dörfliches Schwäbisch sprach. Seine Tochter fragte dann Goethe, wer denn eigentlich dieser komische Gast gewesen sei. Antwort: »Das war der berühmteste Philosoph Deutschlands, Professor Hegel aus Berlin.« Das zeigt, daß er im Zeitalter Goethes gelebt hat, daß beide unglaublich stark waren und ihre Folgezeit geprägt haben.
Goethe ist ja das Symbol der bürgerlichen Gesellschaft des 19. und angehenden 20. Jahrhunderts schlechthin. Eine überragende Persönlichkeit, zu dem die ganze Welt pilgerte.

Auf der anderen Seite dieser seltsame, schwäbisch sprechende HEGEL mit Gedanken, die sich abstrakt in seinen Werken widerspiegeln, aber er war doch der wirksamste Lehrer des 19. Jahrhunderts. Mehr als irgendein großer Denker eine Figur, an deren wahrer Bedeutung sich heute noch die Geister scheiden.
Unter den Zeitgenossen HEGELS war GOETHE sicher der universalste Geist. Aber auch GOETHE äußerte sich kritisch über HEGELsche Gedanken. Doch wie alle diese Zeitgenossen war eben auch HAHNEMANN ein solcher Geist, ein Quergeist, ein harter Kopf, aber ein ganz klarer und logischer Denker.
In diesem Zusammenhang ist ein Satz sehr interessant, den HEGEL in seinem Werk »Die Phänomenologie des Geistes« schrieb: »Die Knospe verschwindet im Hervorbrechen der Blüte und man könnte sagen, daß jene von dieser widerlegt wird.«
GOETHE hat sich über diese Worte wahnsinnig aufgeregt. Denn alle revolutionären, explosiven Ideen waren nichts für die geistige Haltung dieses großen, überlegenen Geisteshelden. HEGEL sagt aber auch auf der nächsten Seite sehr deutlich: »Aber wir sehen trotzdem eine organische Einheit von der Knospe bis zur Blüte.« HEGEL versucht eine letzte Synthese von Natur und Geschichte, Natur und Gesellschaft, einem riesigen philosophischen Gedankensystem, nämlich im Bereich des Logos sich abspielend. Interessant ist, daß bis zum heutigen Tag HEGEL – ganz gleich, ob wir ihn über HEIDEGGER, GRASS oder andere noch lebende oder jüngere Philosophen betrachten – eine »suspekte« Figur geblieben ist. Und wenn wir uns das so anschauen, dann ist ja eigentlich in der großen Gesellschaft auch HAHNEMANN noch eine sehr suspekte Figur. Wenn wir die großen Werke GOETHES, aber auch die Kritiker seiner Werke lesen, bleibt sogar er eine suspekte Figur.
Deswegen bitte, wenn Sie sich wirklich für HAHNEMANN und seinen Lebenslauf interessieren, dann werden Sie nicht umhin können, sich auch einmal über die Hegelsche Philosophie Gedanken zu machen und darüber nachzulesen.
Im Jahre 1810 hat ein gewisser WILHELM WINDELBAND, das Haupt der südwestdeutschen Neukantianer, in der Heidelberger Akademie der Wissenschaften eine Rede über den neuen »Hegelianismus« gehalten, in dem er damals die »Neukantianische Philosophie« nicht mehr vertrat und gegen sie HEGEL ganz hoch auf sein Schild erhob. Lesen Sie daher HEGEL, Sie werden einen Weg finden, um HAHNEMANN in seinen Grundideen besser zu verstehen!
Noch ein kleiner Hinweis. HEGEL hat einen sehr bekannten methodologischen Dreischritt getan: »Thesis, Antithesis, Synthesis.« Angewandt auf

die Beschreibung der Weltgeschichte bedeutet diese den »Fortschritt der Freiheit«.

Viele Dinge können wir von HEGEL in jedem Falle lernen: Einmal die begriffliche Präzision jeglicher Aussage und schließlich die eigene Denkenergie unglaublich stark zu schulen.

Drei andere Dinge, die man bei HEGEL lernen kann:

Erstens Fragen zu erkennen, die entstehen an dem religiösen Problem von Glauben und Wissen, zweitens dem Problem des objektiven Geistes, oder sagen wir der geschichtlichen Welt und drittens an der Frage der Einheit von Natur und Geschichte in einem Begriff. Ein scheinbar radikales Chaos, aber es ist nicht so!

Glauben und Wissen

Da kommt einmal der Streit, warum er den Anspruch erhebt, im philosophischen Gedanken auch die Wahrheit des Christentums zu umfassen und den Glauben in die Gestalt des Wissens überführt zu haben. Ein Gedanke, der natürlich von seiten der Kirche von allen theologischen Reaktionen heftig bestritten worden ist. Hier bleibt der Streit weiter bestehen. All die Großtaten Christi, sei es der Tod, die Kreuzigung, die Auferstehung, werden zu einem Symbol ständiger Erneuerungskraft des Geistes nach HEGEL. Und was zugrunde geht, das lebt in der neuen Auferstehung auf. Das heißt also, daß sich ständig der Geist des Menschen zu voller Auferstehung zu erheben sucht, und in dieser Verklärung gipfelt in der totalen Vergeistigung des Menschen in der Selbstdurchsichtigkeit des Denkens dann sein philosophisches Konzept.

HEGEL selbst glaubt aber in der Tat, daß er Glauben und Wissen versöhnt habe. Diese Idee ist bis zum heutigen Tage noch interessant und die Theologen streiten sich hin und her. Ein noch größerer Streit als der, den KANT eigentlich führte, als er versuchte, die Philosophie aus den Armen der Theologie zu befreien. Von ihm stammt der schöne Ausspruch: »Ich weiß nicht, sollen wir der gnädigen Frau (Theologie) eine Fackel voran tragen oder sollen wir der gnädigen Frau die Schleppe hinterher tragen.« KANT wollte ja bekanntlich die Philosophie aus dem Dekanat der Theologie heraustrennen. Hier bei HEGEL sind wir schon wieder ein Stück weiter.

Problem des objektiven Geistes

Der zweite Punkt, der vielleicht noch aktueller ist, aber auch der Punkt, der die Unentbehrlichkeit HEGELS für philosophische Gedanken am stärksten manifestiert, ist der, daß diejenigen die die Philosophie, besonders die Hegelsche Philosophie zum Teufel wünschen, ja eigentlich von ihr leben. Das sind die Soziologen, das ist seine Lehre vom objektiven Geist. Der politische Hintergrund dieser Lehre HEGELS ist besonders deutlich in seinen Jugendschriften. Wie seine ganze Generation – und HAHNEMANN dazu – litt HEGEL unter der Entfremdung, die zwischen den politischen und religiösen Zuständen seiner Zeit und dem eigentlichen Bedürfnis des Geistes herrschte. In diese Zeit fiel ja das Ereignis der Französischen Revolution. Durch sie wurden die unverstandenen und unwirksam gewordenen Verfassungs- und Lebensformen von einem neuen Freiheitspathos überwunden.

Die begriffliche Einheit von Geschichte und Natur

Für uns interessant ist auch der dritte Punkt seiner Darlegungen. HEGEL ist für die ganze Generation seines Zeitalters durch ein Grunderlebnis auf dem Weg seines Denkens gefordert worden, und das ist das Erlebnis der Entzweiung. Er nannte es »Positivität«. Bei HEGEL muß man sich daran gewöhnen, daß er oft das Umgekehrte mit einem Ausdruck meint als erwartet.

Wenn HEGEL »Positivität« sagt, so meint er etwas sehr Negatives, nämlich, daß Normen nur als Autorität Gesetz und nicht durch uns selbst innerlich bejaht sind.

Lassen Sie mich den Vergleich mit HAHNEMANN führen. Auch er gibt uns etwas Positives, etwas immer Dynamischeres in die Hand, das ja eigentlich genaugenommen im quantitativen Bereich ins Negative, sogar ins Nichts geht. Denken Sie doch nur an die Entzweiung, von der ich kurz gesprochen habe, als das Ende des Heiligen Römischen Reiches Deutscher Nation in endlosen Prozessen abgewickelt wurde. Durch diese Gegensätze von Konfessionen, von absolutistischen Ländern entstand eine Entzweiung, die kaum wieder zusammengefügt werden konnte. Seine Entsprechung war die Versöhnung der Entzweiung, die Versöhnung des Verderbens, wie HEGEL es nannte. Das ist die Aufgabe, die sich HEGEL als Denker gestellt hat. Die Versöhnung aller Entzweiung durch die Macht philosophischen Gedankens wieder herzustellen.

Auf dieser Ebene treffen wir erneut auf eine Ähnlichkeit mit HAHNEMANN. Beide wollten – auch wenn es in vielen Reden anders klang – keine Entzweiung im großen gemeinsamen Ziel der Medizin, in der Heilung des kranken Menschen. HAHNEMANN wollte eine Versöhnung, doch mit dem Ziel, das Richtige anzuwenden, von dem er wußte, daß es seine Idee war.

HEGEL holt den Begriff der Versöhnung als eine echte Gestalt der christlichen Botschaft heraus. Es existieren noch zwei Schulaufsätze, einer von HEGEL und einer von seinem Schulkameraden HÖLDERLIN über das Thema »Jesus als das Genie der Persönlichkeit«. Es ist ein Thema der Aufklärung. Da ist nicht das Theologische wichtig, sondern daß Versöhnung und Versöhnlichkeit als Phänomen menschlicher Geistigkeit da ist. Das ist der Gedanke von HEGEL, und das ist das Wesentliche.

Es gibt ja, so HEGEL, keine Freundschaft, keine Liebesbeziehung, ja auch keine Ehe, in der nicht durch den Streit und die Versöhnung die innere Vertrautheit von Menschen miteinander wächst. Dieses Geheimnis der Versöhnung ist das Geheimnis der Hegelschen Dialektik, das heißt *Synthesis*.

Wenn man bestimmen will, wodurch HEGEL die abschließende Figur der großen Tradition der metaphysischen Philosophie geworden ist, so müßte man sagen, er hat die großartige Konzeption der griechischen Metaphysik auf neuzeitlichen Boden gesetzt. Das Großartige der griechischen Metaphysik war ja, daß sie die Vernunft im Kosmos suchte, den Kern der Situation, der in allen Formationen der Naturordnung entscheidend am Werk ist. Vernunft in der Natur zu sehen, das war griechisches Erbe. HEGEL hat diese Vernunft auch in der Geschichte aufzuzeigen versucht. Er meinte, daß es ein maßloses Paradoxon sei, zu behaupten, daß ausgerechnet der Wirrwarr menschlicher Dinge mit den ruhigen Bahnen, die die Sterne am Himmel ziehen, den Vergleich aushalten soll. Denken Sie an den Vergleich zwischen dem determinierten Chaos und der erwünschten Ordnung, die wir haben wollen.

Das war das große Vorbild des PYTHAGORAS, der die Ordnung des Sonnensystems als mathematisch-musikalisch bestimmte Harmonie erkannt hatte. Die »harmoniakale« Harmonie, wie wir es modern sagen. Im Endeffekt können wir von HEGEL ableiten, daß – wie er es auch selbst sagt – unsere Erfahrung der Geschichte ist, daß wir alle so sehr in ihr stehen und in gewissem Sinne immer sagen können: »Wir wissen gar nicht, was mit uns geschieht.« Und genau das ist ja Geschichte, daß wir nicht wissen, was mit uns geschieht und daß wir trotzdem in das Spiel verwickelt sind. Jeder an seinem Platz, oder – die Jüngeren werden es so empfinden – jeder seinen Platz suchend, selten findend, an dem man tätig sein und verändern kann.

Wir müssen einmal einen Satz HEGELS besonders herausstellen:

> »Was vernünftig ist, das ist wirklich. Was wirklich ist, das ist vernünftig.«

Diese Festlegung bleibt für jeden einzelnen als Aufgabe formuliert und ist keineswegs eine Legitimation für alle und für die eigene Untätigkeit.

Über HEGELS dialektischen Dreischritt von der »Thesis-Antithesis-Synthesis« haben wir bereits gesprochen. Er hat ihn methodologisch so umgesetzt, daß die Weltgeschichte als »ein Fortschritt der Freiheit« gedeutet werden kann.
Wenn wir daher heute glauben, daß wir wirklich frei seien, so ist – philosophisch gesehen – kaum daran zu rütteln. Aber ist aus diesem Grund die Geschichte bereits zu Ende? Sind denn überhaupt alle Menschen frei? Oder ist es nur die Aufgabe des Menschen, das Prinzip der Freiheit in die Wirklichkeit umzusetzen?
Hier finden wir wieder eine Ähnlichkeit mit HAHNEMANN. Wir sind noch nicht so weit, daß wir alle davon überzeugen können, daß unsere Meinung richtig ist. Aber unsere Aufgabe ist, das Prinzip dieser therapeutischen Richtung in die Wirklichkeit umzusetzen. Es ist eben nicht alles in Ordnung, das sagt uns ja HEGEL sehr genau. Auch nach der Französischen Revolution.
Noch immer bedarf es der Synthesis, des Zusammenkommens der Zwietracht zu einem Versöhnungsweg. Im Sinne HEGELS und HAHNEMANNS scheint hier eine gemeinsame Aufgabe vor uns zu liegen, an der wir weiterarbeiten müssen.

Vergleichendes Persönlichkeitsporträt von Hahnemann und Hegel

HAHNEMANN wird von vielen seiner Zeitgenossen nicht als großer Gelehrter oder großer Könner angesehen, sondern als teilweise widerlicher, unwissender Scharlatan angesprochen mit okkultistischen Ideen und einem wirren Kopf.
HEGEL wird von seinen Zeitgenossen – und hier besonders von ARTHUR SCHOPENHAUER – heftig angegriffen: »Hegel, ein platter, geistloser, ekelhaft widerlicher, unwissender Scharlatan, der mit beispielloser Frechheit, Aberwitz und Unsinn zusammenschmiert, was dann von seinen feilen Anhängern als unsterbliche Weisheit ausposaunt und von Dummköpfen als richtig angenommen wird.«
Gegen beide als große Aggressionen von allen Seiten, aber Gelassenheit auch gegen die immer wieder zornigen Angriffe aller Feinde.
HAHNEMANN hatte großen Zulauf bei seinen Vorlesungen. Genauso ging es auch HEGEL, der in seinen Vorträgen etwas faszinierendes hatte, eine unglaubliche Diskussionsschärfe. Beide waren sehr ärgerlich, wenn sie in ihrem Wortfluß gestört wurden.
Sowohl bei HAHNEMANN als auch bei HEGEL finden wir einen großen Idealismus, eine Besessenheit und ein Besessensein von der Sache seit frühester Jugend. Beide waren ungeheuer fleißig, sehr ehrgeizig, sehr belesen, nicht nur lernbereit, sondern auch sehr lernfähig.

Beide hatten sie eine große Kraft des Zornes und Grimmes, und wo sie einmal glaubten hassen zu müssen, da taten sie es gründlich, wie wir es aus beiderseitigen Schriften kennen. Auch ihr Schelten war fürchterlich, und wen sie mit Worten angriffen, dem schlotterten alsbald die Knie. So ist es in beiden Biographien nachzulesen. Beiden steht in ihr Lebensbuch geschrieben, sie müssen sich mit großen Dingen beschäftigen, und diese auch für die Zukunft so vorbereiten, daß die Zukunft sie versteht.
Interessant, daß wir bci HAHNEMANN die Vollständigkeit der Symptome eines Individuums lesen, er behandelt ja nicht die Krankheit, sondern das Individuum. Bei HEGEL geht es darum, die Einigkeit des ganzen Menschen wiederzugewinnen in Leib, Seele und Geist. Er findest sie in der Liebe, und diese kann Ausdruck des sittlichen Wesens des Menschen sein.
Noch eine letzte Ähnlichkeit beider Wesen: HEGEL spricht nicht von der Lebenskraft, aber er spricht von der Kraft als in einem im Individuum waltenden Wesen, das nach Einheit drängt. Diese Kraft braucht einen inneren Rhythmus und schafft so ständig Schöpferisches und Neues. HAHNEMANN zeigt ähnliche Gedanken mit seiner Lebenskraft.
Gott ist das unendliche Leben, damit ist das Denken HEGELS in seiner Philosophie theologisch. Er schreibt alles in der Richtung, daß es ihm darauf ankommt »Gott absolut vorne hin an die Spitze der Philosophie zu stellen«! Bei HAHNEMANN finden wir in seinen großen Werken, insbesondere im Organon immer wieder diese Hochachtung, diese Ehrfurcht und diesen ganz starken Glauben an jene Gottheit, die für HEGEL der »Gott der Welt« ist.
Dabei ist außerdem interessant, wenn wir die Konsequenz beider Denken daraus ziehen und dann überlegen, daß Gott ein Geist ist. Wenn die Welt, die weise ist, wie Gott sie darstellt, dann folgt daraus mit Notwendigkeit, daß auch die Welt letztendlich geistigen Wesens ist.
Alles was wir sehen, ist im Grunde nur Geist; und nur aus der Vollständigkeit des Menschen, der Vollständigkeit seiner Symptome erkennt HAHNEMANN das Individuum, aber auch den Schöpfer. Bei HEGEL lesen wir, daß der Mensch, wenn wir ihn in seiner Wahrheit erblicken, er als sichtbar gewordener Geist begriffen werden muß.
Diese Vergleiche, besonders aus der Biographie HEGELS, habe ich von Prof. Dr. WILHELM WEISCHEDEL, geb. 1905, 1953 ehemals Professor der Philosophie Tübingen und 1970 an der FU Berlin.

HAHNEMANN 1796

»VERSUCH ÜBER EIN NEUES PRINCIP ZUR AUFFINDUNG DER HEILKRÄFTE DER ARZNEISUBSTANZEN NEBST EINIGEN BLICKEN AUF DIE BISHERIGEN«

Hufelands Journal der
praktischen Arzneikunde

1796, Zweiter Band
II/ 3. Stück, S. 391–439
II/ 4. Stück, S. 465–561
III/1. Stück, S. 138–147

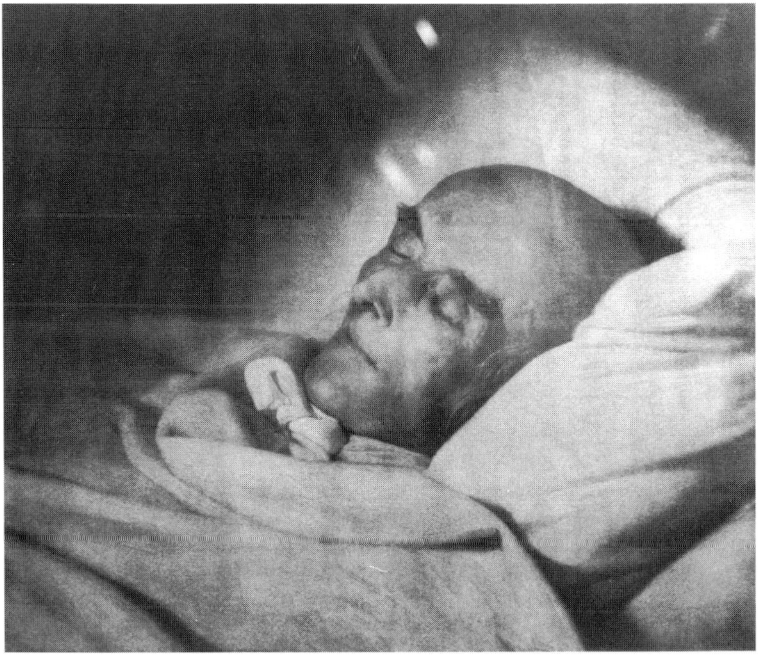

Christian Friedrich Samuel Hahnemann auf dem Sterbebett

3. Geschichte der Homöopathie

»Die homöopathische Heilmethode ... wird von Freund und Feind mächtig geschüttelt, gerüttelt und geläutert. Wie die homöopathische Medizin wird sie so immer dynamischer und immer stärker – sie wird nie untergehen.«

Pater Prof. Dr. med. VEITH

3.1 Similia similibus curentur – wie das grundlegende Therapieprinzip der Homöopathie entstand

Wir haben das Leben HAHNEMANNS kurz beleuchtet und dabei schon einiges über die Homöopathie gehört. Wenn wir uns hier auch mit der Geschichte der Homöopathie beschäftigen wollen, so soll auf diesen Seiten natürlich kein großartiges Werk historischen Charakters entstehen. Dafür haben wir andere Bücher. Da verfügen wir bsplw. über die »Geschichte der Homöopathie« in 4 Teilen von RUDOLF TISCHNER aus den Jahren 1932–1939. Oder etwa »Samuel Hahnemann. Sein Leben und Schaffen« in zwei Bänden von RICHARD HAEHL (1922). Hier finden wir unendlich viele, eingehende, klare und sorgfältige Darstellungen nicht nur über HAHNEMANNS Leben, sondern gerade über die Geschichte der Homöopathie. In diesem Kapitel soll lediglich ein Abriß der Geschichte der Homöopathie gegeben werden, soweit diese für den Zusammenhang erforderlich scheint.

So müssen wir erst einmal an das Entstehen des Simile-Satzes denken. Es war im Jahre 1790, als HAHNEMANN zum erstenmal in den Anmerkungen seiner Übersetzung zu CULLENS »Materia Medica« Gedanken äußerte, was aus der Homöopathie hervorgehen könnte oder sollte. Wenn wir den Weg des sogenannten »Simile« durch die Jahrtausende verfolgen, zeigt sich, daß das von HAHNEMANN ausgesprochene »Similia similibus« nur in den ersten keimhaften Anfängen vor HAHNEMANN vorhanden war. Der einzige, der die ersten Schritte zum Hahnemannschen Simile gegangen ist, war ANTON STOERCK; er hat als erster Pflanzenauszüge an Gesunden geprüft und dann diese Ergebnisse nach dem Ähnlichkeitsgrundsatz bei Erkrankten angewendet. Bei HAHNEMANN finden wir Hinweise darauf.

Alle anderen Hinweise, z. B. die von STEPHEN D'IRSAY in seiner geistreichen Schrift »Albrecht von Haller«, wo gedankliche Fäden von LINNÉ und HALLER zu HAHNEMANN gezogen werden. Es entsteht bei genauer

Betrachtung eine gedankliche Konstruktion, aber nicht etwa ein Nachweis der Abhängigkeit HAHNEMANNS von den Gedanken dieser beiden Herren. Insbesondere kann man auf dem Weg von dem Oberflächen-Simile des HIPPOKRATES zum tiefer verankerten HAHNEMANN-Simile die Gedanken von LINNÉ und HALLER nicht anwenden. Sie würden eher störend eingreifen, weil das ihnen zugrundeliegende Simile noch weitaus oberflächlicher war als dasjenige von HIPPOKRATES.
HAHNEMANN war zweifelsohne am meisten von den Untersuchungen STOERCKS beeindruckt, die er spätestens seit 1777 kannte und die ihn in seiner Ansicht bestärkten. Sicher gab es zu dieser Zeit auch noch andere Forschende, wie bsplw. den Wiener Kliniker DE HAEN (1704–1776), der sich zu den Giftpflanzen äußerte: »Wenn Gift auch Stiller von Schmerzen sein könnte, Beruhigung von Erregung bringen und ein Stopfmittel gegen starke Ausklärung sein könnte.« Zudem machte er über die Nachtschattengewächse ebenfalls interessante Aussagen.
Der damals bekannte Hamburger Arzt J. A. UNSER zeigte in seiner Zeitschrift »Der Arzt« im Jahre 1760, daß der Tabak zwar zuweilen Schwindel verursache, gleichzeitig aber das einzige Mittel gewesen sei, das diesen hatte vertreiben können. Er hat deutlich darauf hingewiesen, daß jeder auf diesen giftigen Tabak anders reagiere, teils mit Trunkenheit, teils mit Rausch, teils mit Hör- und Geruchsstörungen. Kurzum, der Tabak sei ein Gift, könne aber auch Arznei sein: »Sein rechter Gebrauch kurieret die Leiden.« Vielleicht sollte man noch an BROWN erinnern, der ähnliche Gedanken hatte. Diese drei Ärzte dürfen, mit großem Recht, zu den Anregern HAHNEMANNS gezählt werden.

Der berühmte China-Versuch

Es sind Gedanken aufgekommen, daß HAHNEMANN bei den CULLEN-Übersetzungen bereits an die Homöopathie oder an deren Grundgedanken gedacht habe. Somit wäre – bei diesen Vermutungen – sein China-Versuch kein Blitz in der Gedankenwelt des Simile gewesen.
Viele homöopathische Ärzte sehen diesen China-Versuch als Ausgangspunkt und Grundstein der Homöopathie an. Sie weisen ihre Gegner seit langem darauf hin, daß dieser Grundstein als solcher gar nicht verwendbar sei, weil ja auch da verschiedene Irrtümer vorkommen.
China kann in der Tat, das wissen wir von allopathischen Versuchen, bei manchen Personen echtes Fieber erzeugen. Denken Sie an den Toxikologen L. LEVIN »Nebenwirkungen der Arzneimittel«. Er schreibt: »Dieses vielbesprochene und umstrittene, vereinzelt sogar aus Unwissenheit geleugnete Chinin-Fieber kommt sehr häufig vor . . . Die Selbstbeobachtung von HAHNEMANN, der nach Einnahme einer größeren Menge China

von einem kalten Fieber, ähnlich dem Sumpfwechselfieber, befallen wurde, ist deshalb als richtig anzusehen« (LEVIN 1899, Berlin, 3. Aufl., S. 422). Hier wird die Meinung sämtlicher homöopathischer Ärzte wieder bestätigt.

Aber lassen wir es ruhig dabei. Was heißt hier »das Fieber« und wie wird das Fieber begründet? Wir müssen dabei bedenken, daß ja nicht von objektiver Temperaturerhöhung die Rede ist. Da wird 1780 in der »Heilung der vornehmsten Krankheiten des menschlichen Körpers« von VOGEL überhaupt noch nichts von einem Fieberthermometer erwähnt.

In den »Kleinen medizinischen Schriften« von HAHNEMANN, herausgegeben von STAPF in Dresden und Leipzig 1829, lesen wir: »Ich habe in meinen Zusätzen zu CULLENS Arzneimittellehre schon angemerkt, daß die Fieber in den großen Gaben bei empfindlichen, obgleich gesunden Personen, einen wahren Fieberanfall erregen kann, der dem eines Wechselfiebers ähnlich sey, deshalb wahrscheinlich letztes überstimme und heile.« Nach letzterer Erfahrung, so sagt HAHNEMANN, sieht er das nach reifer Erfahrung nicht nur als wahrscheinlich, sondern ganz gewiß ist es so.

Das Ähnlichkeitsgesetz in allgemeiner Form hat er damals kaum berücksichtigt, aber er war auf dem Weg dahin. Er hat ja auch das *Mercurial-Fieber* und seine günstige Wirkung bei Lues erwähnt, hat also damals mit seinen Gedanken schon eine sehr moderne Reiztherapie betrieben, da er mit den gleichen Mitteln geheilt hat.

Erst viel später in seinem Aufsatz: »Versuch über ein neues Prinzip zur Auffindung der Heilkräfte der Arzneisubstanzen« (HUFELANDS Journal **1796**, Bd. 2) spricht er das **»Similia similibus«** als einen *allgemeinen Grundsatz* aus:

> »Man ahme der Natur nach, welche zuweilen eine chronische Krankheit durch eine andere dazukommende heilt und wende der zu heilenden (vorzüglich chronischen) Krankheit dasjenige Arzneimittel an, welches eine andere, möglichst ähnliche, künstliche Krankheit zu erregen imstande ist, und jene wird geheilet werden; Similia similibus (STAPF, II, S. 154).

In dieser Arbeit und zumal in diesen Worten ist für jeden erkennbar, daß der neue Heilgrundsatz ausgesprochen wird und wir deshalb immer das Jahr 1796 als das Geburtsjahr der Homöopathie bezeichnen müssen, die hier als solche ihren Lebensweg begann.

Mit diesem Simile-Satz ist nur ein Teil der Homöopathie erklärt. Der zweite Teil ist ein **Grundgedanke der Arzneimittelprüfung am gesunden Menschen**. Das heißt, er gibt dem gesunden Menschen ein ihm bekanntes Mittel und läßt ihn sorgfältig notieren, welche Beschwerden er bekommt. Und die dabei auftretende Symptomatik, das ist das, was wir später das Arzneimittelbild nennen und was schließlich als Analogon zu der Symptomatik des Patienten als Simile eingesetzt werden kann.

3.2 Hahnemann führt den Begriff der »Lebenskraft« ein

Ein in früheren Zeiten und auch heute noch heikles Gebiet, über das man um so mehr geschrieben hat, je mehr man davon wußte. Der sinnlichen Erfahrung entzieht sich diese Lebenskraft. Und wenn man nur das für den Gegenstand der naturwissenschaftlichen Forschung hält, was mittelbar chemisch-physikalisch meßbar, wägbar und reproduzierbar ist, dann muß man sie leugnen oder wenigstens nicht berücksichtigen oder in das Gebiet der Naturphilosophie verweisen, was nicht einmal das Schlechteste ist. Denn hier finden wir die ganzen Grundlagen für diese Gedanken.

1782 sagt HAHNEMANN in seinen »Medizinischen Beobachtungen« über die Natur: »Laßt uns in die Fußstapfen eines HIPPOKRATES, ARETAEUS, SYDENHAM, SARKONE, LAUTTER, CLEKHORN, HUXHAM und DAGNERS nachfolgen und Natur und Erfahrung zu Wegweisern nehmen.«

Diese Stelle aus einer seiner frühesten selbständigen Arbeiten zeigt, daß er die Natur als eine Lehrmeisterin betrachtete. Nebenbei bemerkt sieht man aus diesem Satz auch, daß er sich als ein Schüler der großen Meister der Naturbeobachtung bekennt und sich tüchtige Empiriker zum Vorbild nimmt. Auch in seiner Schrift »Alte Schäden«, 1784, findet sich die »Natur« häufig angeführt.

Ausführlich hat HAHNEMANN erst in der 4. Auflage des Organon über die Lebenskraft gesprochen, aber auch die 1. Auflage soll zu Wort kommen. Hier schreibt er in der Einleitung:

»In allen Zeitaltern sind die Kranken, welche wirklich, schnell, dauerhaft und sichtbar durch Arzneien – nicht durch ein großes anderes Ereignis, nicht durch den Selbstverlauf der akuten Krankheit, nicht durch die Länge der Zeit, nicht durch das allmähliche Übergewicht der Energie des Körpers usw., gesund wurden, bloß durch die homöopathische Wirkung eines Arzneimittels genesen, wenngleich ohne Wissen des Arztes.«

Man beachte: er spricht von einem Selbstverlauf, von der Länge der Zeit, der Energie des Körpers. Alles Dinge, die man auch ungezwungen unter Einwirkung der Naturheilkraft, der Lebenskraft verstehen könnte. Er vermeidet aber diese zu nennen, um nicht in Schwierigkeiten zu geraten.

Im weiteren Verlauf bringt er in der »Reinen Arzneimittellehre« (Bd. 1, 3. Aufl. 1830, S. 172) folgende Stelle, wo er uns seine Meinung verdeutlicht:

»Die chronischen Krankheiten sind der Prüfstein echter Heilkunst, weil sie nicht von selbst in Gesundheit übergehen; schnell entstandene Übel vergehen ohne und bei Arzneien, offenbar durch eigene Kraft des Organismus; bei Arzneien aber müssen die akuten Übel auffallend schneller und dauernder weichen als für sich, wenn es Heilung genannt werden soll.«

Ebenso lautet die Stelle auch schon in der 2. Auflage 1823. In der 4. Auflage des Organon geht er mehrfach ausführlich auf die Naturheilkraft, auf die Lebenskraft ein, angeregt vor allem durch Kritik, die an seiner absprechenden Haltung von allopathischer sowie homöopathischer Seite geübt wurde.

In der Einleitung der 5. Auflage des Organon schrieb HAHNEMANN zusammenfassend folgenden Satz im Vorwort (5. Aufl., S. VII, VI, LXXVI):

- »Die Homöopathie weiß, das Heilung nur durch Gegenwirkung der Lebenskraft gegen die eingenommene richtige Arznei erfolgen kann.«
- Es ist, so schreibt er auch, die *Lebenskraft*, die den Feind besiegt, falls sie durch Arzneien unterstützt wird. Nur die homöopathische Arznei kann diese Übermacht dem kranken Lebensprinzip verleihen.

TISCHNER bringt in seinem Werk einen sehr schönen Vergleich. Er sagt, daß logisch betrachtet, die Lebenskraft bei HAHNEMANN die Rolle einer notwendigen Bedingung darstellt. Das bedeutet also ein starkes Mißverständnis, wenn man aus einer »notwendigen Bedingung« eine Verleugnung macht! »Leugne ich denn die Notwendigkeit des Lichtes für eine Pflanze wenn ich bemerke, daß sie notwendigerweise auch Wasser braucht?«

Er sagt also zur Krankheitsheilung ganz deutlich und gibt dabei eine andere Deutung, als man es bisher immer getan hat; da schreibt er jetzt der Lebenskraft eine erhöhte Bedeutung zu. Die Lebenskraft ist die eigentliche Besiegerin der Krankheit und der – jetzt sein eigentlich wichtiger Punkt – notwendigen Mithilfe der homöopathischen Arznei.

Man kann natürlich an HAHNEMANNschen Meinungen im Laufe der Jahrzehnte, auch an seinen Ausführungen des Organon, der Einleitung und seinen anderen Werken, nicht darüber streiten, wie seine Grundgedanken waren, und daß er die Gedanken auch einmal geändert hat. Das ist letztlich im wesentlichen unwichtig. Wichtig bei ihm ist nur, daß er diese oben angeführten Gedanken als die **Grundlagen** seiner ganzen **Homöopathie** deutlich hervorgehoben hat.

Und hier haben wir die Idee des **Simile**: »Similia similibus«, die ganzen Symptome und Modalitäten beim Patienten, sämtliche bei ARZNEIMITTELPRÜFUNGEN gefundenen Symptome und schließlich die **Lebenskraft**, die er eigentlich nie geleugnet hat, die er für eine notwendige Bedingung für die direkte Heilung hält, neben der dynamischen homöopathischen Arznei.

Diesen Standpunkt hat er mit wechselnder Klarheit und je nach Zusammenhang im Wechsel starker Betonung der Mitwirkung der Lebenskraft oder der Arznei immer wieder vertreten. Die vorhandenen Widersprüche sind häufig weniger logische Fehler als vielmehr psychologisch zu erklärende Schwankungen, in dem er in der Hitze des Gefechts, je nach dem, ob er über die homöopathische Heilung oder über die allopathische, d. h. die Rolle der Naturheilkraft der Lebenskraft, verschieden bewertet.
Der heute häufig gebrauchte Begriff **Qi** bedeutet übersetzt Lebenskraft.

3.3 Jahre der Suche – Jahre der Entwicklung

Hier haben wir also die **drei Grundlagen** der Homöopathie, die HAHNEMANN in seinem Leben durchgeführt hat.
Bliebe uns jetzt nur noch, den weiteren Verlauf der Homöopathie zu sehen. Denn in den ganzen Jahren kamen ja noch andere Dinge hinzu, die scheinbar erst einmal nichts mit der Homöopathie zu tun hatten, aber dieses geniale Hirn überaus beschäftigten. So war es immerhin in Moschleben das »Apothekerlexikon«, das er zu Papier brachte. Hierzu hatte er bereits in der Apotheke seines Stiefschwiegervaters sehr große Erfahrungen gesammelt und dort die exakte Zubereitung von Arzneien selbst kennengelernt. So konnte er jetzt dazu beitragen, was für die Allgemeinheit von Nutzen und Segen war. Denn er wußte ja, daß es darauf ankommt, die Arznei richtig zuzubereiten. Er malte in jedem neuen Werk auch das Zukunftsbild einer Apotheke, in der die Tinkturen aus frischen Pflanzen bereitet werden, die Gifte wohl verwahrt liegen, Herbarien zum Zwecke des richtigen Sammelns der Pflanzen vorhanden sind und überhaupt eine zuverlässige exakte Ordnung und peinliche Sauberkeit herrschen.
Während seiner Arbeit am »Apothekerlexikon« kam er kaum zu praktischer ärztlicher Tätigkeit, er war auch zu unruhig dafür. Aber seine Kinder hat er mit großem Erfolg behandelt, vom Milchschorf angefangen bis zu anderen Erkrankungen. Große Schicksalsschläge trafen ihn 1794, als er mit dem Wagen nach Mühlhausen mit der Familie umzog.

Der Wagen stürzte um und aus dem wüsten Durcheinander hob HAHNEMANN das arg zerschundene jüngste seiner Kinder auf. Der Wagen konnte aufgerichtet werden, und als er in Göttingen ankam, lag der Säugling mit glanzlosen und traurigen Augen in seiner Wiege. Als Folge des Unfalls war nicht nur das Kind, sondern die ganze Familie stark getroffen.
HAHNEMANN beschäftigte sich jetzt viel mit Arzneimitteln, mit Giftpflanzen und hier kam immer wieder ANTON STOERCK mit seinen Ergebnissen am Krankenbett und dem Grundsatz seiner Ähnlichkeit heran. Was HAHNEMANN aus dem Schutt der Jahrtausende, seit HIPPOKRATES, ausgegraben hatte, Ähnlichkeitsbeziehungen zwischen Arznei und Krankheit zu einer neuen Arzneilehre auszubauen, das war eigentlich zum erstenmal bei HAHNEMANN wirklich intensiv und tatkräftig und besonders stark zu finden. Er mußte Ordnung schaffen, er hatte einen Schlüssel, das Tor stand sogar auf. Er mußte Beweise anhäufen aus dem heillosen Durcheinander dieser ganzen Gedanken von Jahrtausenden und ein heilsames Werk zusammenfügen.

- ▶ So sagt er: »Es bleibt uns nichts übrig als die zu erforschenden Arzneien an unserem Körper selbst zu versuchen.«

Mit einem wahren Feuereifer hat HAHNEMANN sich auf den Turm von Arbeit gestürzt, der sich vor ihm aufbaute, den er allerdings selbst geschaffen hatte. Auch seine Frau begann jetzt zu begreifen, welche Schätze ihr Mann durch die **Arzneiversuche** zusammentrug, daß er mit seinem Namen in die Geschichte der Menschheit einging. Sie war gesund und hat sich nun mitbeteiligt an diesen Arzneimittelversuchen.
In »Hufelands Journal« schrieb er immer wieder Artikel, z. B.: »Sind die Hindernisse der Gewißheit und Einfachheit in der praktischen Arzneikunde unübersteiglich?« Hier geht er zum Generalangriff auf die Vielmischerei der Arzneien über, mahnend ruft er immer wieder aus: »Ein einziges Mittel reicht, um den Patienten zu behandeln.«
Nur, er hat im wesentlichen fast immer nur mit einem Mittel behandelt, allerdings bei der Cholera beispielsweise benutzte er drei Mittel, die er mit großem Erfolg nebeneinander gab. Das waren **Camphora, Cuprum** und **Veratrum album**. Eine Mischung, die aus seiner Sicht sehr sinnreich war. Kampfer gegen eventuell bestimmte Lebewesen, die die Krankheit auslösen könnten; Veratrum album, um den Kreislauf aufrechtzuerhalten und Cuprum, um die von Krämpfen gequälten Patienten von ihrem Schmerz zu entlasten.
Wie bei jedem Sterblichen, so widerfuhren auch HAHNEMANN Fehlschläge. In den von CRELL herausgegebenen »Chemische(n) Annalen« wurde über das »Pneumlaugensalz« berichtet, das HAHNEMANN entdeckt hatte. Es war ein angeblich feuerbeständiges Laugensalz, von dem man

aber in späteren chemischen Untersuchungen feststellte, daß die Wissenschaft es als ganz gewöhnliches Borax analysierte. Ehe man es sich versah, war die Entdeckung des ärztlichen Chemikers zum chemischen Skandal geworden, der HAHNEMANNS wissenschaftlichen Ruf vorübergehend fast vernichtete. Es half nichts, daß er seinen Irrtum sofort zugab, es half auch nichts, daß diejenigen Männer, die seinen Irrtum nachwiesen, sich selbst gleichfalls schon mit falschen Entdeckungen bloßgestellt hatten. Vielmehr, und hier freuten sich seine Gegner, schien der Augenblick gekommen zu sein, den eigenwilligen und seiner gefährlichen Umtriebe wegen angefochtenen HAHNEMANN für immer aus dem Reiche der Gelehrtenwelt zu verbannen.
Es gab noch andere Fehlschläge, die zu erwähnen hier nicht so wesentlich scheinen. Immer wieder mußte er auf Angriffe und Streitgespräche eingehen, aber immer weiter gedieh sein Wissen um all die großen Werte, die seine theoretische Idee zunächst beinhaltete.

Hahnemann in Thorgau
Ein Vergleich mit den Zeitläufen: 1805, mit 50 Jahren, zog HAHNEMANN nach Thorgau um. Dreizehn Jahre vorher, als er aus Georgenthal wegging, war Bonaparte noch General gewesen. Inzwischen hatte er, als Kaiser der Franzosen, die halbe Welt erobert. Wäre es für ihn nicht billiger gewesen, wenn er sich nur an einem Ort aufgehalten hätte? Er hatte doch ein Dach voll Sorgen über dem Kopf mit der vielköpfigen Familie, mit dürftigen Planwagen auf schlechten Landstraßen unterwegs und immer das Gespenst der Armut vor sich. Schließlich die hungernden Kinder, die sicher nicht immer sehr fröhlich dreinschauten. Er suchte sicher einen Ort, an dem er in Ruhe arbeiten konnte, wo er Frieden fand, auch Frieden vor den Angriffen seiner Gegner und Ruhe für seine Arbeit.
Wir müssen HAHNEMANNS häufigen Ortswechsel eigentlich erklären mit seiner inneren Unruhe und seinem stetigen Ringen um Ideen. Es erging ihm ähnlich wie einst PARACELSUS, der auch voll Unruhe und Hast halb Europa durchwanderte, und auf dessen mahnende Stimme die Zeitgenossen genau sowenig hören wollten wie auf die von HAHNEMANN. Welche Ähnlichkeit des Schicksals und des Erfolges verbindet diese beiden Männer, die jeder für sich in ihrer Zeit ein neues Zeitalter der Medizin heraufbeschworen.
Als HAHNEMANN in Thorgau eintraf, begann für ihn der Herbst seines Lebens. Aber er fühlte hier wenigstens einen sicheren Boden unter sich, sein unruhiger Geist hatte sich etwas beruhigt, seine Gedanken waren langsam bis zu letzten Schlüssen vorgedrungen. Nun brauchte er Ruhe, nichts als Ruhe, um den riesigen Ballast von Gedanken und Erwägungen

zu Papier zu bringen. Seine unruhige Wander- und Notzeit mußte zu Ende sein. Der Weg des beispiellosen Erfolges tat sich wie eine Offenbarung vor ihm auf. Mit einer unglaublichen Körper- und Geisteskraft ist er auf diesem Weg zum Erfolg vorwärtsmarschiert, um in den nächsten Jahren die Bausteine für seine »Heilkunde der Erfahrung« zusammenzutragen.

3.4 Die »Heilkunde der Erfahrung« entsteht

In einer kleinen Schrift »Aeskulap auf der Wagschale«, die 1805 erschien, stellte er nach Darlegung seines Unwillens über den Zustand der Heilverfahren seiner Zeit und über die vergeblichen Bemühungen seiner Besserung seine Gegenforderung auf: Weg mit der Vielmischerei, weg mit dem Rezeptunfug, weg mit Privilegien der Apotheker und Freiheit für den Arzt, seine Arzneien selbst zu verfertigen und den Kranken zu geben. Und, mit einem kleinen Blick auf sein großes Vorbild HIPPOKRATES rief er aus:
»Man war der Entdeckung der Heilkunde nie näher als zu HIPPOKRATES Zeiten. Dieser aufmerksame und schlichte Beobachter sucht die Natur in der Natur, er sah und beschrieb die vorkommende Krankheit genau, ohne Zusatz, ohne Malerei und ohne Ressentiments. Diese reine Beobachtungsgabe übertraf ihn kein Arzt irgendeines nachfolgenden Zeitalters.«
Etwa in der gleichen Zeit waren seine »Fragmente de viribus medicamentorum positivis sive in sano corpore observatis« in lateinischer Sprache erschienen. Dieses zweibändige Werk gibt zum erstenmal Einblick in die merkwürdige, bis dahin unerhörte *Forschungsmethode* HAHNEMANNS, gibt einen Bericht über die **Prüfungen von 27 Arzneimitteln**, das Ergebnis jahrelanger Selbstversuche, die er an sich und seiner Familie vorgenommen hatte. Das wurde zum Baumeister der »Reinen Arzneimittellehre«.
Mit seinen »Fragmenten« hatte HAHNEMANN einen vielversprechenden Schritt getan. Aber es waren nur Bruchstücke, Fragmente, die allerersten Anfänge. Er ging an die weitere Arbeit. Natürlich traten wieder Fehler auf, auch bei den Arzneimittelprüfungen. Da waren Arzneimittelprüfungen mit abgeschwächten Giften, beispielsweise bei der Tollkirsche oder mit vorsichtig dosierten anderen Arzneikörpern. Es kommen besonders die subjektiven Krankheitszeichen zum Vorschein, Gefühls- und Empfindungsstörungen, die rasch abklingen. Krank im üblichen Sinn des Wortes werden die Prüfer nicht, nur für kurze Zeit wird das funktionelle Zusammenspiel der Organe unterbrochen, um nach dem

Abklingen des Arzneireizes wieder in normale Bahnen überzugehen. Bei den Vergiftungsfällen treten zu den subjektiven und für den Kranken selbst spürbare und erkennbare Krankheitszeichen noch Krankheitszeichen hinzu, die der Arzt durch die Untersuchung des Vergifteten feststellen kann, also objektive Krankheitszeichen.
Wir sehen also, daß es HAHNEMANN bei seiner Arzneiprüfung darauf ankam zu sehen, wie der Gesunde auf eine Arznei anspricht, auf welche Organe die Arznei wirkt, auf Herz oder Lunge, auf Nieren oder Leber, Haut oder irgendein anderes Organ. Welche Änderungen an den Organen im einzelnen vorlagen, konnte er nicht wissen. Die Wissenschaft, die sich mit den krankhaften Änderungen an den Organen beschäftigte, war die pathologische Anatomie, die war noch jung, als HAHNEMANN mit seinen Versuchen begann. Er konnte aber schon sehen, welche Organe befallen sein müssen. Er hatte schon den Schlüssel in der Hand für die Frage, welche Organe geschädigt sein müssen, nämlich die, die eine Funktionsstörung hatten, eine Änderung ihrer Tätigkeit.
Auf der einen Seite hat er die Heilkunde seiner Zeit wegen ihrer Unzulänglichkeit ausrotten wollen. Auf der anderen Seite aber verlangte er genaue Kenntnisse der Wirkung der Arzneipflanzen, und er hat auch dazu beigetragen und eine wertvolle Ergänzung zu seiner Arzneimittellehre geschaffen.
1806 hat er ALBRECHT VON HALLERS Arzneimittellehre aus dem Französischen übersetzt. Nicht weniger als 462 Arzneipflanzen sind in dieser Arbeit abgehandelt und ihre vielseitige Verwendbarkeit beschrieben.
Die »Heilkunde der Erfahrung« ist noch aus einem anderen Grund interessant. Hier faßt HAHNEMANN seine bisherigen Erfahrungen mit seiner neuen Heillehre zusammen.

Die Voraussetzung und Grundannahme:

- »Jede Krankheit hat einen, die Verrichtung und das Wohlbefinden unserer Organe störenden, widernatürlichen Reiz und Eigenart zugrunde.«

Daraus resultieren zwei grundlegende Erfahrungssätze:

1. Erfahrungssatz:

- »Wenn zwei widernatürliche allgemeine Reize zu gleicher Zeit auf den Körper wirken, so wird, wenn beide ungleichartig sind, die Wirkung des einen, des schwächeren Reizes von der des anderen, des stärkeren, auf einige Zeit zum Schweigen gebracht, suspendiert.«

2. Erfahrungssatz:

▶ »Wenn beide Reize große Ähnlichkeit miteinander haben, so wird der eine, der schwächere Reiz samt seiner Wirkung von der analogen Kraft des anderen, des stärkeren Reizes, gänzlich ausgelöscht und vernichtet.«

So lautet der Schlußsatz:

▶ »Um also heilen zu können, werden wir bloß nötig haben, dem vorhandenen wider-natürlichen Reiz der Krankheit eine passende Arznei, die eine andere krankhafte Potenz von sehr ähnlicher Wirkung als die sich die Krankheit äußert, entgegensetzt!«

Hier sehen wir, daß HAHNEMANN in dieser Arbeit die Ähnlichkeits-Heillehre mit seinen Erfahrungen zusammenfaßt, seinen ärztlichen Mitbrüdern mitteilt und sie ihnen empfiehlt.

Ein wichtiger Leitsatz hierzu:

▶ »Die Heilkunde ist eine Wissenschaft der Erfahrung, sie beschäftigt sich mit der Tilgung der Krankheiten durch Hilfsmittel. Die Kenntnis der Krankheiten, die Kenntnis der Hilfsmittel und die Kenntnis ihrer Anwendung bilden die Heilkunde.«

Bei allen Arbeiten HAHNEMANNS hat auch die **DIÄT** immer ihren Platz. Es ist interessant, daß 1833 anläßlich des Geburtstags des Königs von Württemberg ein Professor RIECKE in Tübingen zu HAHNEMANNS diätetischen Vorschlägen eine anerkennende Stellung einnimmt. Seine Meinung war, bei akuten Krankheiten, besonders aber bei chronischen Krankheiten, durchgehend alle geistigen Getränke wie Kaffee, Gewürze bis zu unseren Suppenkräutern und dem Schnittlauch zu verbieten.
Auf manchmal unbegreifliche Weise ist das Stadium und die strenge Handhabung dieser *Hahnemannschen Krankendiät* im letzten Jahrhundert in der Arzneikunde, auch in der Homöopathie, einfach verlorengegangen und nur selten noch durchgeführt worden. Das Verlangen nach einer Diätetik bei homöopathischen Gaben ist fast allgemein erloschen. Diese von HAHNEMANN angeführte homöopathische Diät spricht tatsächlich sehr an. Selbst die Gegner der Homöopathie in damaliger Zeit, die an die Wirksamkeit ihrer Mittel nicht glaubten, auch nicht an die der homöopathischen Mittel, wissen die glänzenden Erfolge der Homöopathie nur von der homöopathischen Diät her abzuleiten und glauben schon damit an eines der größten Verdienste HAHNEMANNS.
Stimmen wie die von RIECKE hat es zu Lebzeiten HAHNEMANNS und auch später nur sehr selten gegeben. Man machte ihm sogar zum Vorwurf, was er als Arznei gebe, seien ja eigentlich Gifte. Auch die Form wurde angegriffen, usw., usw.

»**Aude sapere!**« (»Wage es weise zu sein«): Dieser Spruch des Horaz schließt die erste Auslassung des Hahnemannschen Kleinheitsrausches der Arzneigaben-Inflation, auf die wir später noch zurückkommen werden, eigentlich aus.
1807 brachte er seinen Aufsatz »Fingerzeige auf den homöopathischen Gebrauch der Arzneien in der bisherigen Praxis«. Hier in dieser Arbeit taucht zum erstenmal das Wort »**Homöopathie**« auf. Dafür sucht Hahnemann den Beweis zu führen, daß alle erfolgreiche Heilbehandlungen seit jeher unbewußte Anwendungen des Ähnlichkeitssatzes gewesen seien.
1808 hat er über den Wert der »spekulativen Arzneisysteme« eine Arbeit geschrieben, in der er genaue Kenntnisse in der Geschichte der Heilkunde und ihrer Systeme zeigt. Nicht ein einziger, der solche Systeme durchgeführt hat, dürfte seiner Meinung nach sein System in der Praxis zur Ausübung bringen. Im »Hufelands Journal« bringt er aber auch Rechtfertigungen zu seiner Handlung und beschreibt, warum er von dem gewöhnlichen Weg der Heilkunde abgegangen ist. Er habe sich ein Gewissen daraus gemacht, die leidenden Brüder mit unbekannten Arzneien zu behandeln, die leicht das Leben in Tod verwandeln, neue Beschwerden oder chronische Übel herbeiführen können.
Das sei auch der Grund, warum er sich wegen seiner leidenden Menschenbrüder so stark mit Chemie und mit der Geschichte der Medizin beschäftigt habe.
In einem anderen Artikel im selben Jahr schreibt er:
»Keine Wissenschaft, keine Kunst, kein Handwerk ist so wenig mit dem Gang der Zeit fortgeschritten, keine Kunst ist so sehr in ihrer ursprünglichen Unvollkommenheit zurückgeblieben wie die Arzneikunst. Und Arzneikunst braucht eine völlige Reformation!«

▶ Aus all diesen Kleinaufsätzen ist zu ersehen, daß Hahnemann sich auf dem besten Weg zur Reformation der ganzen Heilkunde befand. Sein Ruf danach wurde immer drängender.

Er war nicht nur auf dem Sektor der Schriftstellerei fruchtbar, auch in der Praxis hatte er – sehr zum Vorteil für seine wissenschaftliche Arbeit – einen erfreulichen Aufschwung erlebt. Sein Ruf als erfolgreicher Arzt hatte sich durchgesetzt, natürlich sofort den Neid seiner Kollegen erregt. Zwei Töchter gebar seine Frau, und der früher eigentlich kränkliche Sohn hat nun das Thorgauer Gymnasium besucht und ging 1808 nach Leipzig an die Universität, um Medizin zu studieren.
In diesem friedlichen häuslichen Leben, wo er an seinen Freund schreibt: »Ich lebe im Zirkel einer teueren Familie, einer Frau mit seltener Güte und froher unterrichteter, folgsamer, unschuldvoller Töchter, die mich auf Händen tragen und mir mein Leben versüßen. Bin ich nicht zu beneiden?«

Wenn wir hier an die ungeheueren Aufgaben erinnern, die HAHNEMANN in den letzten Jahren gemeistert hatte und die ihn in den nächsten Jahren noch erwarteten (was er natürlich nicht wußte), so können wir verstehen, wie segensreich es sich für ihn auswirkte, daß der lähmende Druck der Sorgen von ihm gewichen war und er im häuslichen glücklichen Zusammenleben mit seiner Familie Kraft für seine Arbeit schöpfen konnte.

3.5 Jahre des »Organon« – die Homöopathie etabliert sich

HAHNEMANN wollte eine Wiederbelebung der Heilkunde und diese hatte er erreicht – der Begriff »Homöopathie« war geboren. Die weiteren Aufgaben packte er mit ungeheurem Schwung an. 1810 erschien die 1. Auflage des »Organon« (»Organon der rationellen Heilkunde«). Der erste Satz darin lautet:

- »Des Arztes höchster und einziger Beruf ist, kranke Menschen gesund zu machen, was man Heilen nennt.«

Es war der erste Paragraph des »Organon(s) der rationellen Heilkunde«, seinem Lebenswerk, seinem Gesetzbuch, streng nach Paragraphen geordnet, das er der Welt, den Ärzten und den kranken Menschen schenken wollte. Es ist ein Buch voller Schätze, voller unglaublicher Reichtümer, ein Buch, das wir am Anfang mit Schwierigkeiten lesen, weil wir dieser alten Sprache nicht so mächtig sind, weil wir nicht wissen, was er will. Wenn wir aber dann verstehen, was HAHNEMANN eigentlich sagen will, daß er uns helfen will, wenn wir dann – nachdem wir selbst 50 Jahre Homöopathie betrieben haben – erfahren, daß tatsächlich im »Organon« alles drin steht, was heute noch an Fragen über die Homöopathie offen geblieben ist (wir brauchen uns nur daran zu halten), dann verstehen wir die Auffassung HAHNEMANNS, wenn er sagt: »Die Krankheiten können behandelt werden wenn man seine Vorschriften beachtet.«
Da kommen dann die ganzen Begriffe der Gesamtheit der Symptome, aber auch das *vollständige Symptom* heraus. Wenn man HAHNEMANNS Werke, besonders seine kleinen Werke, kennt, und ich besitze einige von diesen alten Schriften, dann kann man sagen, HAHNEMANN, hätte er die Röntgenstrahlen und die exakten und verfeinerten Untersuchungsmethoden der Gegenwart gekannt, er hätte sie bei seinem unersättlichen und unermüdlichen Symptomenhunger freudig anerkannt und diese Ergebnisse als das gewertet, was sie sind: als *bedeutungsvolle Symptome*. Und das ist auch unsere Aufgabe. Für die Wahl des Arzneimittels ist die Gesamtheit der Symptome maßgebend!

Wenn wir das Organon genau durchlesen, haben wir im § **71** drei Punkte:

1.	Die Erforschung des kranken Menschen.
2.	Die Erforschung der Wirkung der Arzneien.
3.	Ihre zweckmäßige Anwendung.
Und auf diesen drei Grundfesten baut das ganze Organon mit seinen Paragraphen auf.	

Interessant, wie er über Krankheitsnamen spricht, über das, was wir heute **Diagnosen** nennen:
»Soviel ist gewiß, daß der Name einer Krankheit nichts, aber gar nichts zu ihrer Heilung beiträgt.« Er weiß aber auch bei Infektionskrankheiten von einem feststehenden *Miasma* zu sprechen, von einem Ansteckungsstoff. Damals kannte man keine Bakterien, keine Viren, keine Retroviren. Er kommt immer wieder auf die Individualität, auf die Identität des Einzelindividuums zu sprechen und sagt, daß die Zahl der vergleichbaren Leibes- und Seelengebrechen bei verschiedenen Personen so verschieden voneinander sind, daß genaugenommen jedes derselben, jeder Krankheitsfall nur ein einziges Mal in der Welt erscheint und daß jeder vorkommende Kranke an einer ureigenen namenlosen Krankheit leidet, die sich nie so ereignet, daß sie in diesem Fall bei dieser Person unter diesen Umständen und so genau nie wieder vorkommen kann. Ein ungeheuer bedeutender Satz in HAHNEMANNS Werken! Er leitet eine neue Ära ärztlicher Gesinnung ein, die Ära der Ehrfurcht vor dem Schicksal des Kranken könnte man sie nennen, und er selbst bezeichnet es auch in einer Textstelle so. Es ist daher ganz interessant, noch 1931 bei dem sehr berühmten Kliniker LUDOLF KREHL zu lesen:

- »Jeder Krankheitsvorgang ist ein neues Ereignis im Naturgeschehen wie es noch nie da war.«

HAHNEMANN geht ganz genau und exakt auf die Anamnese ein: Wie ist sie vorzubereiten, aufzubauen, wie muß sie durchgeführt werden? (Siehe »Homöopathische Anamnese«, W. GAWLIK, Hippokrates Stuttgart 1996).
Bei allen diesen neuen Tatsachen konnte er auf kein Einvernehmen mit der »anderen Seite« hoffen. Er selbst hatte ja einen Bruch mit allem verlangt, mußte nicht jeder, der zu ihm stand, von Grund auf umlernen?
HAHNEMANN zeigt ein schroffes Verhalten gegen diejenigen verhaßten Kollegen, die sich nicht der Homöopathie bedienten. Hierzu wieder ein interessanter Vergleich:

Wie LUTHERS Thorgauer Artikel die Themen der Augsburger Konfession schufen, war HAHNEMANNS Thorgauer Manifest als das medizinische Glaubensbekenntnis eines Mannes zu betrachten, der es wohl verdient gehabt hätte, daß die Ärzte auf ihn hören. Jedoch das Gesetz der Trägheit hat auch in der Wissenschaft seine Geltung, und das mußte HAHNEMANN mit Bitterkeit und Schmerz erkennen.
Fünf Jahre lebte HAHNEMANN in Thorgau, es waren die glücklichsten Jahre seines Lebens, die erfolgreichsten. Aber der Schatten NAPOLEONS kam drohend in diese Stadt. Sachsen rückte verdächtig in den Mittelpunkt des Weltgeschehens, seitdem der sächsische Landesvater König von NAPOLEONS Gnaden geworden war. HAHNEMANN trieb es fort von hier, er wollte keine militärische Schlacht, vielmehr wollte er eine medizinische Entscheidungsschlacht, und die konnte er nicht in einem heißen Krieg durchführen.

3.6 Leipziger Jahre – der Kampf um wissenschaftliche Anerkennung

1811 zog HAHNEMANN mit seiner Familie nach Leipzig. Zum vierten Mal in seinem Leben hieß jetzt die Parole: Leipzig. Mit seinem »Organon« in der Faust suchte er die Hochburg der ärztlichen Wissenschaft zu erobern. Es begann ein neuer und andauernder Kampf.
Seine Praxis in Leipzig kam sehr bald voll in Gang, sein Ruf als tüchtiger Praktiker hatte sich rasch herumgesprochen, er hatte alle Hände voll zu tun. Die Freude bei seinen Kranken war die beste Werbetrommel für seine Lehre. Aber er wollte auch in das Ohr der Ärzte. Er gründete ein medizinisches Institut, es wurde zum Fiasko, kein Arzt erschien, um durch ihn Belehrungen entgegenzunehmen. Der damalige Dekan der medizinischen Fakultät, Prof. ROSENMÜLLER, teilte ihm am 10. Februar 1812 mit, »daß ein Doctor extraneus, wenn er auch zur medizinischen Praxis legitimiert ist, dadurch noch nicht seine Befugnis Vorlesungen zu halten erlangt, daß eine solche, erst durch Verteidigung einer Dissertation vor dem Oberen Katheter mit einem Respondenten und unter Hinterlegung von 50 Thalern an die Fakultät erwerben muß!« Dann erst dürfe er seine Vorlesungen ankündigen!
Nun, das ging alles sehr glatt. Wegen der Dissertation machte sich HAHNEMANN keine Sorgen, der 57jährige saß täglich in den Verließen der Universitätsbibliothek zu Leipzig im Paulinum. Er arbeitete fieberhaft an seiner Habilitationsschrift und war nach mehreren Monaten fertig, der Tanz konnte beginnen.

Am 26. Juni 1812 hielt HAHNEMANN die Antrittsvorlesung mit seiner »Dissertatio historico medica de helleborismo veterum« (medizingeschichtliche Abhandlung über die Behandlung mit Nieswurz im Altertum). Der Hörsaal war bis auf den letzten Platz besetzt. Studenten, unendlich viele Professoren, auch anderer Fakultäten, saßen ihm zu Füßen und witterten bei seinem ersten akademischen Auftreten eine Sensation, sie kannten ja seinen Professoren-Haß. Die Spötter kamen nicht auf ihre Kosten.

Die Homöopathie wurde mit keinem Wort erwähnt. HAHNEMANN veranstaltete vielmehr vor seinen erstaunten Hörern die Jagd nach der verlorengegangenen Pflanze Helleborus, deren heilende Kraft der große Arzt des 1. Jahrhunderts nach der Zeitwende, der Armeearzt NEROS, DIOSKORIDES, nicht genug hatte rühmen können. Mit ungeheurer Belesenheit und sprachlicher Exaktheit bewies HAHNEMANN, daß der *Helleborus* der Alten nichts anderes als *Veratrum album*, die weiße Nieswurz der Gegenwart sein könne. Er war gekommen, um über das mystische Heilsystem, das Erneuerte, den Stab zu brechen, geriet aber wider Willen in eine abgrundtiefe verklungene Welt des Wissens, herausgezaubert von diesem seltsamen Magier, der die göttlichen Quellen der Heilkunst aus griechischen, arabischen und hebräischen Schriften aufleben und in das Bewußtsein der Stunde einströmen ließ. Das war eine unüberhörbare Aktion. Die Vorlesung wurde mit Beifall aufgenommen, der Dekan sprach in lobenden Worten seine Anerkennung für diese fleißige und tiefschürfende Arbeit aus. Der Groll gegen HAHNEMANN war fast erloschen. Wenn dieser Mann sein Lehramt weiterhin so ernst nahm, konnte er sogar eine wichtige Stütze für die Fakultät, ja für die Universität werden. Man konnte ihm mit bestem Willen nur ein sehr gutes Zeugnis ausstellen. Hat man vielleicht den »Sektierer« verkannt?

Der Gang in den Hörsaal wurde für ihn jedesmal ein Erlebnis. Am 29. September 1812 hatte er die Vorlesungen begonnen, stolz las er seinen Namen am Anschlag zum Hörsaal, zweimal in der Woche hielt er eine Vorlesung. Er las über Medizingeschichte, ein Gebiet, das er sehr liebte und in dem er sich wie kaum ein anderer auskannte. In zweiter Linie über sein Organon und seine Heillehre. Der Hörsaal war drückend voll. Er bereitete sich immer mit großer Sorgfalt vor, und er bemühte sich, sachlich und konziliant zu bleiben und konnte auch Angriffe, die auf ihn trafen, gut parieren.

Bis eines Tages, sogar in seinem Kolleg, Radauszenen stattfanden. Seine Reizbarkeit, die man nun auch ausnutzte, um diese in schäumende Wut zu bringen, war schließlich so groß, daß er tobte und wetterte. Er konnte sich nicht halten, konnte sich nicht unterordnen, hielt das einfach nicht aus. Er hat in diesen Jahren noch unglaublich viel – zwischen 1811 und

1821 – die Kleinarbeit zu den sechs Bänden der »Reinen Arzneimittellehre« geschaffen.
Der Krieg war inzwischen von Rußland in das sächsische Land hineingetragen worden. Auch in den Leipziger Spitälern starben Tag für Tag Hunderte von Kranken und Verwundeten. Die Seuchen, die wie Hyänen des Schlachtfeldes alles an Menschenleben plünderten, Hunger, Not, Schrecken, alles war überfüllt, jedes Haus hatte seine Kranken. HAHNEMANN war ständig unterwegs, überall mußte er hin. Er schrieb damals eine kleine Schrift: »Heiler des jetzt herrschenden Nerven- und Spitalfiebers«, mit *Bryonia* und *Rhus toxicodendron*, später mit *Hyoscyamus* hat er seine Kranken behandelt. Von 180 Kranken, die er damals in Typhus behandelte, ist ihm nur eine alte gebrechliche Frau gestorben, das war ein unbestreitbarer Erfolg, der seinen Ruf als Arzt ungeheuer förderte.
Nach der siegreichen Schlacht von Leipzig entfernte sich der Kanonendonner nach Westen, die hartgeprüfte Stadt konnte wieder ruhig und ordentlich werden, die Universität wieder öffnen und viele Studenten, die dem Vaterland mit der Waffe gedient hatten, kehrten in den Hörsaal zurück.
HAHNEMANN trug die noch fehlenden Bausteine für seine »Reine Arzneimittellehre« zusammen und hatte nicht weniger als 66 Arzneiprüfungen mit seinen Schülern durchgeführt und sie alle sorgfältig aufgezeigt. So wie sorgfältige Beobachter und echte Heilkünstler sich eigentlich zu verhalten haben.
Von sich selbst verlangte HAHNEMANN, auch von seinen Schülern, ein Höchstmaß von ärztlicher Hingabe und beruflichem Gewissen. Er war zu jedem Opfer, zu jeder Konsequenz bereit, nicht als Märtyrer, das wollte er nicht sein, Kämpfer wollte er sein. Viele Kämpfe trug HAHNEMANN dann noch aus. Seine Schwierigkeiten mit dem Fürsten SCHWARZENBERG sind ja bekannt. Immer wieder hatte er Schwierigkeiten, sei es mit den Ämtern, mit den Kollegen, und es ist interessant, diese Zeit einmal sorgfältig zu betrachten. Da kamen bekannte Männer aus dem öffentlichen Leben, die für HAHNEMANN eine Lanze brachen: JEAN PAUL hatte in den »Zerstreuten Blättern« (Band II/2, S. 329) ausgerufen:
»HAHNEMANN, dieser seltene Doppelkopf von Philosophie und Gelehrsamkeit, dessen System am Ende den Ruin der gemeinen Rezeptierköpfe nach sich ziehen muß, aber noch wenig von den Praktikern angenommen und mehr verabscheut als untersucht ist.«
GOETHE, der in seinem unsterblichen »Faust« so scharfe Kritik an dem Stand der damaligen Heilwissenschaft durch MEPHISTOPHELES üben läßt, bekennt sich zu den Grundgedanken der neuen Heillehre, so wie im zweiten Teil der Dichtung, wo er ausspricht:

»Zu gleichem gleiches, was auch einer leide; es hilft gewiß.«
Oder an einer anderen Stelle, in der GOETHE andeutend auf die notwendige Erneuerung der Heilwissenschaft hinweist:

»... Mento,
die Tochter Aesculaps, in stillem Beten,
flieht sie zum Vater, daß zu seiner Ehre
er endlich doch der Ärzte Sinn verklären
und vom verwegenen Todschlag sie bekehre.«

Hier haben wir genau HAHNEMANNS Klagen gegen seine Widersacher, die von ihrer Lehrkanzel die Weisheit eines vergangenen Jahrhunderts predigen. Wann wird man endlich auf die Stimme des Predigers in der Wüste hören, der sich für die Verbesserung der Heilkunde die Finger wund geschrieben hatte und vom Hörsaal aus die medizinische Jugend zu gewinnen suchte? Aber im Geschrei und Zorn der anderen Seite ist seine Stimme untergegangen.
Denn alles hat man gegen den lästigen Propheten aufgeboten, Ärzte, Apotheker, Universitäten, Medizinalbehörden! HAHNEMANN hat bis in die Nacht hinein weiter gearbeitet und mit sehr, sehr großem Erfolg. Schließlich wurde er von den Apothekern noch verklagt wegen seiner Arzneidispensation, mit der er die Privilegien der Apotheker unwahrscheinlich beeinträchtigte. Der Augenblick der Anzeige war gut gewählt. METTERNICH diktierte in der nachnapoleonischen Zeit damals das ganze Denken. Er zertrat alles, was nach Freiheit roch. METTERNICH hatte auch in Österreich die Ausübung der Homöopathie durch Dekret am 2. November 1819 verbieten lassen.
HAHNEMANNS Lebenswerk stand durch den Futterneid der Apotheker auf dem Spiel. Sehen wir uns heute einmal die Situation an, sie ist ähnlich. Wer sind denn die großen Gegenspieler der Homöopathie? Das sind nicht so sehr die Universitäten und die Professoren, das ist die pharmazeutische Industrie, die Nachfolger der Apotheke, die futterneidisch sind, denn hier werden Medikamente benutzt, die viel billiger sind, die nicht so viel Vermögen einbringen, die zweifelsohne nicht naturwissenschaftlich, aber hilfreich sind.
Das war damals eine Zeit, da hatte man die Axt an die Wurzeln seiner Arbeit, an die Wurzeln seines Werkes gelegt. Er kam vor Gericht, er mußte sich mündlich rechtfertigen, außerdem gab er noch eine schriftliche Verteidigungsschrift ab, in der er klarlegte, daß homöopathische Mittel nicht von einem Apotheker dispensiert und hergestellt werden können. Sie müssen genau hergestellt werden, und er versuchte nachzuweisen, daß durch die Verabfolgung dieser homöopathischen Dosen der Apotheker nichts verdienen könne. Am Schluß seiner langen Ausfüh-

rungen beantragte er, daß er seine Arzneimittel, diese »Simplitia«, wie er sie nannte, für den Kranken selbst zubereiten dürfe. Er hat sich mit dem Mut eines Verzweifelten gewehrt, aber er mußte in ohnmächtiger Wut die Erniedrigung durch seine Gegner hinnehmen. Am 15. 3. 1820 wurde ihm das Urteil in seiner Wohnung eröffnet: Das Ausgeben und Dispensieren aller und jeder Arzneimittel an jedermann bei 20 Thalern Strafe zu enthalten und zu schärferen Maßnahmen keinen Anlaß zu geben. Die Anklage war so noch nicht erledigt, aber im wesentlichen war das doch ein glänzender Triumph seiner Gegner. 1820 kam dann Fürst SCHWARZENBERG in seine Behandlung, dessen Geschichte bekannt ist. Wobei hier der Befund bei der Sektion ein in der Medizingeschichte kaum ähnliches Beispiel kollegialer Gehässigkeit bietet: Ein Todesfall, an dem ganz Deutschland tiefen Anteil nahm, mußte dazu herhalten, um an der Bahre des Fürsten über den unschuldigen Gegner herzufallen. Die Gegenseite HAHNEMANNS konnte wieder gegen ihn zum Angriff blasen. Er wurde beleidigt von allen Seiten, ein wilder Sturm ging durch die Tagespresse. Wenige befreundete Ärzte zeigten ihr Beileid, trösteten ihn, im Grunde war er unschuldig.

Hahnemanns Lebensherbst in Köthen

HAHNEMANN ging nach Köthen. Der behagliche Frieden dieses kleinen Landstädtchens ging tief in sein Herz hinein, er hatte einmal wieder Ruhe nötig. Er konnte sie brauchen nach den Schlägen der letzten Jahre und Monate. Trotz seiner Erfolge, er war so angewiesen darauf; so recht für den Lebensabend eines Greises, der seinem Grabe zuwächst. Er hatte bei erfolgreicher Praxis seine behagliche Gemütlichkeit, er wollte für sich allein sein, die Welt draußen vergessen, hatte seine Passionen, aber auch seine Patienten. Inzwischen war er 70 Jahre alt. Er liebte Uhren, hörte gern auf den Glockenschlag und das Ticken seiner Uhren, das seien Stunden und Minuten von Kostbarkeiten, wie er selber sagte. Seine Tage hatte er genau eingeteilt, 6 Uhr Wecken, 7 Uhr Aufstehen im Winter, einige Tassen warme Kuhmilch und dann Pfeife rauchend (!) ging er in seinem Garten spazieren. Dann empfing er seine Kranken, sorgfältig bearbeitete er alle Krankengeschichten.

Wer seinen Rat brauchte, mußte bar bezahlen. Wer seinen Rat einholte, erlangte seine Gesundheit wieder, die das bißchen Geld aufwog. Er hat doch jahraus, jahrein, mindestens zwölf arme Kranke pro Monat umsonst behandelt. Er hatte kein Herz von Stein, wenn Armut in seine Stube trat, hatte auch in seinem Leben hungern und darben müssen und wußte, wie weh das tat.

Um 12 Uhr pünktlich das Mittagessen, Süßigkeiten liebte er sehr. Nach Tisch eine Stunde ein Schläfchen, dann wieder Kranke bis abends um

7 Uhr. Zum Abendessen, im Gegensatz zum Mittagessen, ein wenig weniger und magerere Kost. Seine Praxis wurde teilweise riesig groß, wieder zum Neid der anderen Ärzte und der Medizinalbehörden. Aber er war der »Wunderdoktor«, für viele Kranke die letzte Hoffnung. Wie zu einer Wallfahrt kamen sie zu ihm. Auch der Herzog nahm ihn für sich und seine Familie in Anspruch.
Schließlich, am 14. Mai 1822, kam die Bekanntmachung, daß »seine regierende Durchlaucht haben unter dem 14. Mai 1822 huldreichst geruht, den Doktor HAHNEMANN zu höchst Ihrem Hofrat in Gnaden zu ernennen«. Die anderen Hofärzte standen verärgert beiseite. Aber es tat ihm gut, endlich auch einmal wieder ein Lob zu bekommen, eine so freundliche Erhebung über die anderen hinaus.

3.7 Neue Heilkunst Homöopathie – die Saat geht auf

1822 wurde das »Archiv für homöopathische Heilkunst« gegründet, das Sprachrohr der homöopathisch behandelnden Ärzte, ein Werbemittel für seine Lehre. Und es begannen plötzlich die homöopathischen Ärzte wie Pilze aus dem Boden zu schießen. In Württemberg, Baden, Preußen, in Altenburg, Hessen, Sachsen, überall praktizierten sie, ja sogar in der neuen Welt war der Ruf schon vernommen worden. So kamen natürlich auch alte Gegner auf den Plan, aber die homöopathischen Ärzte schlossen sich zusammen zu einer Gesellschaft im Jahre 1826, die Zusammenkünfte abhielt, Aufsätze aus ihren Reihen bandweise veröffentlichte. Leipzig wurde die Hochburg der Homöopathie. Es hatte sich 1828 ein Ortsverein homöopathischer Ärzte gebildet, der bei seiner Gründung nur fünf Mitglieder hatte. Der Wunsch zum Zusammenschluß war überall groß.
Der Einsiedler in Köthen (HAHNEMANN) sah hinter dem Zusammenschluß nichts Gutes. So äußerte er sich über den Zusammenschluß in Leipzig in einem Brief nicht gerade freundlich und er meinte, wer klug sei, halte sich an sein Wort und an sonst nichts.
Nicht alle seine Anhänger schworen blindlings auf seine Ideen und seine Meinung. Und so hatte sich in seinem langen Leben viel Schutt und Undank auf ihm angehäuft, der aber notwendigerweise die Krallen schärfte und auch die Zunge.
HAHNEMANN hatte zwar Schweigen gelernt, aber sobald er seine Feder eintauchte, da spritzte sie manchmal statt Tinte auch giftigen Zorn über die Gegner auf das Papier. Man mußte schon auf der Hut sein. Aber daß Flammen hervorloderten aus diesen Gedanken der Homöopathie, das

sollte noch eine Weile dauern. Seine Hände und sein Kopf waren immer noch rüstig.
Am Schreibtisch des Alten häuften sich Berge und sein Lehrbuch »Die chronischen Krankheiten, ihre eigenthümliche Natur und homöopathische Heilung« erschien. Ein Buch, in dem unglaublich vieles an Neuigkeiten, neuen Gedanken, neuen Überlegungen aufgestellt wurde. Der Verdünnungsfanatismus bei ihm hatte bei Freund und Feind den meisten Anstoß erregt. Die 30. Potenz, man wußte noch nichts von LOSCHMIDT (der erst 1865 seine Ideen veröffentlichte), spielte dabei noch keine Rolle.
Seine »Chronischen Krankheiten« hatten auch schon wieder Anstoß erregt, waren sie doch ein völlig neues Thema, zunächst gar nicht homöopathisch gesehen, sondern eigentlich waren sie schon etwas völlig Neues. Später wußte man dann, daß auch hier bereits homöopathische Gedanken im Hintergrund standen.
HAHNEMANN hat nun die Cholera bekämpft. Er hat viele Arbeiten über die Cholera geschrieben, gegen die Ratlosigkeit der Wissenschaftler, bei den wechselnden Behandlungsvorschriften waren seine unfehlbaren Mittel wahre Rettungsanker für den Hilfesuchenden. Wie schon gesagt *Kupfer, Veratrum album* und *Kampfer*, manchmal auch *Rhus toxicodendron* und *Bryonia* kamen in Frage.
In Köthen beschwerten sich die Ärzte über seine Angriffe in den Cholera-Schriften, in denen er schreibt: »Auch diese Schrift von dem verstorbenen Bruder des Herzogs wurde verboten. In Wien aber sprach ein hoher Geistlicher im Dom vor dem versammelten Hof über die Segnungen der in Österreich immer noch verbotenen Homöopathie im Kampf gegen die Cholera.«

3.7.1 Homöopathie in Österreich

In Österreich war es besonders Pater VEITH, einer der eigenartigsten und zugleich erfolgreichsten Vorkämpfer der Homöopathie. Er war Jude, später Katholik, Redemptorist und Veterinärarzt, Dom-Prediger an der Metropolitan-Kirche von St. Stephan in Wien, Doktor und Professor der Medizin. Ein Lebensgeschick im Rahmen von 90 Jahren, das faszinierend und staunenswert ist. In Böhmen wurde er 1787 geboren als Sohn eines Rabbiners und Talmudisten und erhielt den Namen Johann Emmanuel. Der Vater unterrichtete ihn zusammen mit seinem 1½ Jahre jüngeren Bruder Elias in der talmudischen Weisheit. Doch las Emmanuel besonders gern auch deutsche Bücher, die ihm sein Vater aus Wien mitbrachte. Nach Absolvierung des Prager Gymnasiums studierte er Philosophie, Medizin, und da ihn die Prager Universitätsprofessoren nicht befriedigten, setzte er seine Studien 1807 in Wien fort. Hier wurde er im Tierarznei-Institut aufgenommen, für 300 Fl. Gehalt im Monat. Hier mußte er für die Mediziner Vorträge über Seuchen-Lehre und Veterinärpolizei halten. Sein Buch wurde 15 Jahre lang als vorzügliches Werk »Handbuch der Veterinärkunde« gehandelt. 1812 hat er seine Inauguraldissertation veröffentlicht, eine Beschreibung aller in Österreich wild wachsenden Arzneipflanzen.

Botanik war damals sein Lieblingsstudium. Bei Prof. Vietz war er Assistent. Als dieser 1814 starb, übergab man ihm die provisorische Leitung des Tierarznei-Instituts.

1815 wurde er Katholik, 1817 ernannte ihn Kaiser Franz zum »wirklichen Direktor der ersten Professur« des genannten Instituts. Durch zwei Redemptoristen-Prediger, deren Predigten er zunächst aus Neugier und dann aus Anteilnahme besuchte, wurde er zum Eintritt in die Redemptoristen-Kongregation veranlaßt. Er besuchte die theologischen Vorlesungen, hielt seine Vorträge als Professor der Medizin und versah überdies sein Amt als Direktor des Tierarznei-Instituts.

Bis zum Jahre 1820 setzte er diese Tätigkeit fort, dann legte er seine medizinischen Ämter nieder und trat seinen neuen Beruf als Kanzelredner im Redemptoristen-Kloster an. Seine Predigten hatten durch seine volkstümliche und eindringliche Beredsamkeit ungewöhnlich großen Zulauf und er erregte den Neid seiner minder befähigten Ordensbrüder.

Nach 10jährigem Aufenthalt im Kloster während der Fastenzeit des Jahres 1830 am Tag seiner letzten Fastenpredigt brach er infolge der Anstrengungen und Entbehrungen ohnmächtig zusammen. Er wachte auf und hörte plötzlich von seinem Vorgesetzten: »Jetzt wird er uns eine Last sein.«

Das reizte und veranlaßte ihn zum sofortigen Austritt aus der Kongregation. Er war aber während der ganzen Klosterzeit auch als Arzt tätig. Sein Bruder war durch einen der ältesten Homöopathen Wiens, durch Dr. Menz, geheilt worden. Pater Veith hat nun das »Organon«, die »Materia medica« gelernt und hat selbst mit Hilfe der Klosterbrüder aus den gesammelten Pflanzen homöopathische Arzneien hergestellt.

Als 1830 die Cholera in Wien ausbrach, begann für Pater Veith eine Zeit der großen Anstrengungen und auch der größten Erfolge. Als Seelsorger und Geistlicher mußte er den Kranken auf seinen Versehgängen nicht nur Tröstungen der Religion bringen, sondern häufig als Arzt auch die rettenden Cholera-Mittel. Von über 100 Cholera-Kranken, die er behandelte, starben nur drei. Damals erschien von ihm die Schrift »Die Heilung und Prophylaxe asiatischer Cholera«.

Als Domprediger in St. Stephan wurde er schließlich 1855 in den Ruhestand versetzt und ist dann noch 12 Jahre vor seinem Tod erblindet.

Sein Geist aber war fortwährend rege. In der internationalen homöopathischen Presse erschien noch 1875 sein letzter Aufsatz über die »Lebenskraft«, worin er prophetisch ausrief: »Die homöopathische Heilmethode, welche, mit der diagnostischen physiologischen Schule vertraut, durch viele neu geprüfte Arzneistoffe bereichert wurde und stets im Fortschreiten begriffen ist, wird von Freund und Feind mächtig geschüttelt, gerüttelt und geläutert. Sie wird niemals untergehen!«
Von ihm stammen auch die Worte: »Es ist gut, daß die Homöopathie immer wieder geschüttelt wird und damit genau wie die homöopathische Medizin durch das Schütteln immer dynamischer wird, so wird auch die Homöopathie dynamischer. Deswegen muß sie immer wieder solche Zeiten durchmachen, in denen sie erheblich erschüttert wird und denen sie auch geschüttelt wird.« Ein sehr schöner Ausspruch, den man sehr gut auch auf die heutige Zeit übertragen kann.

3.8 Jahre des Leides – Zeiten des Zwistes

Es war nicht nur die Homöopathie, die geschüttelt wurde, auch HAHNEMANN wurde immer wieder neu geschüttelt. Das Schicksal verlangte ungeheuren Tribut von ihm. Zwei seiner Töchter wurden auf rätselhafte Weise ermordet, die Ehe von drei Töchtern wurde geschieden, eine Tochter hatte der Tod als junges Mädchen noch vor der Mutter zu sich gerufen. Ein kleiner Sohn war verunglückt, tödlich verunglückt auch der Wagenfahrer.
Das Liebste aber, was er auf der Welt hatte, fast 50 Jahre war sie seine Frau, Henriette, seine treue Lebensgefährtin. Sie wurde im Frühjahr 1830 erschreckend krank, lag zu Bett. Die festen Zügel des Haushaltes waren ihr entfallen, und nach wenigen Wochen hat sie der unbarmherzige Schnitter von der Seite ihres Mannes weggeholt – mit 67 Jahren. HAHNEMANN drückte ein letztes Mal ihre kalten Hände, und wie bei allen wird auch bei ihm der Tod seines liebsten Menschen ein großes Geheimnis bleiben.
So gesehen, wenn wir auch noch die totgeborene Tochter dazurechnen und seinen letzten Sohn Friedrich, den er abgöttisch geliebt hatte und der verschollen war, so muß man schon sagen, daß viel Tränen und Leid auf seiner Erdenfahrt lagen.
Seine jüngsten Töchter führten den Haushalt, verstanden seinen Schmerz, der Alte schien in Köthen in seiner Eremitage wie zu einem Stein zu erstarren. Er hatte an nichts mehr Interesse. Wie es heißt, wurde sein Gang schlurfend, seine Haltung gebeugt, seine Hände unsicher. Es schien, als ob er dem Grabe entgegengewachsen war.

Im Juni 1831 allerdings kamen Hilferufe aus der Krankheit heraus. Eine furchtbare Seuche überschritt die preußische Grenze. Die Kranken starben in Massen, Menschen jagten davon, suchten sich zu retten. Die Menschen schrien nach Ärzten und Medizin, nach einer medizinischen Polizei. Es schien keine Rettung zu geben, in jedem Haus saß der Würgeengel. Die Cholera, eine Gottesgeißel, markerschütternd und aufrührend mähte sie alle dahin.
Mit wahrem Feuereifer ging HAHNEMANN an die Arbeit. Er hat 1838 in vier Monaten vier Abhandlungen über die Cholera geschrieben, gegen die Ratlosigkeit der Wissenschaft, gegen die wechselnden Behandlungsvorschriften der Ärzte. Seine scheinbar unfehlbaren Mittel waren ein Rettungsanker, den er Rettungssuchenden zuwarf. *Kampfer, Veratrum album* und *Cuprum* waren seine wichtigsten Mittel, gelegentlich auch *Rhus toxicodendron* und *Bryonia*.
Die Erfolge der homöopathischen Ärzte wurden nicht nur durch HAHNEMANN, sondern auch durch den Wiener Domprediger Pater VEITH, den ich oben erwähnte, in allen Ländern bekannt. Und sogar in Österreich, wo die Homöopathie doch verboten war. Die Reaktion konnte nicht ausbleiben, alle Ärzte horchten auf. Gerade dieser verspottete Prophet war auf dem besten Weg, einen Siegeszug durch die Welt anzutreten. Die Anhängerschaft wuchs, Schriften HAHNEMANNS wurden verschlungen. Er hat die Cholera für eine übertragbare, für eine Infektionskrankheit, durch einen Erreger hervorgerufene Seuche gehalten. Und solche Erkenntnisse gehören stets zu genialen großen ärztlichen Taten. Neben der Therapie mit Medikamenten forderte er aber auch aus den Gründen, daß ein Erreger die Ursache war, zu hygienischen Maßnahmen auf, zu Absperrungen, zur Desinfektion, zu Quarantäne.
Aus der großen Trauer über den Heimgang seiner Frau kam der Kampfesmut wieder, der Kampfesmut gegen alle, die das nicht verstehen konnten, was er tat. Eine Schlacht zwischen den Homöopathen und Allopathen, aber auch zwischen den reinen Homöopathen und denen, die nur halbherzige Homöopathie betrieben, begann. HAHNEMANN hatte den Kampf mit der Cholera siegreich bestanden. Das war nicht nur eine große Belastungsprobe für sein ärztliches Können, aus dem er schließlich mit dem größten Triumph seines Lebens hervorging. In ganz Europa, aber auch in Amerika, ja in fast allen Ländern der Welt, hatte er jetzt echte Anhänger.
Es gab auch innerhalb der homöopathischen Ärzteschaft immer wieder Konflikte mit dem großen Meister. Seine Praxis wurde immer größer, er bekam einen Assistenten, Dr. LEHMANN, der ihn sehr liebte, das beruhte auf Gegenseitigkeit.

Schwierigkeiten und Spannungen traten besonders wegen eines homöopathischen Krankenhauses auf. Es gab Mitglieder des Zentralvereins, die anderer Meinung waren als der damalige bekannte MORITZ MÜLLER, der das Wort führte. Meinungsverschiedenheiten und Zwiste gab es darüber, wie die Behandlung stattfinden sollte. Ein vom Zentralverein bestellter Krankenhauschef wurde von HAHNEMANN schwerst angegriffen. Die homöopathischen Ärzte haben sich den offenen Angriff nicht gefallen lassen und hatten auch nicht die Absicht, sich HAHNEMANNS Diktatur zu beugen. Schließlich wurde eine Erklärung, die von elf Ärzten unterzeichnet war, in einer Leipziger Zeitung abgedruckt: »Der Leipziger Lokalverein homöopathischer Ärzte erklärt in bezug auf einen im Leipziger Tageblatt enthaltenen Aufsatz, daß er keine unumschränkte Autorität in der Wissenschaft anerkenne. Es dürfte keine Vorschrift hier die Freiheit der Therapie angreifen.«

HAHNEMANN und der Zentralverein bildeten zwei Lager, man bekämpfte sich. Es kam zu einer ganz klaren Erklärung HAHNEMANNS, in der er deutlich klarlegte, wie die homöopathische Therapie durchzuführen sei. Exakt und genau, so wie er es vorgeschrieben habe. HAHNEMANN glaubte jetzt, durch diesen seinen Vorschlag die Einigkeit wieder hergestellt zu haben und die Gegner vielleicht unter seinen Willen gezwungen zu haben. Der Friede schien hergestellt, aber das Vertrauen war verlorengegangen. Das Krankenhaus wurde eigentlich mit dem Bannfluch HAHNEMANNS eröffnet und krankte so von Anfang an.

Der neue Leiter der Anstalt war Dr. SCHWEIKERT. Im Sommer 1834 entschloß sich HAHNEMANN zu einer Fahrt nach Leipzig in der Absicht, selbst Chef in der Anstalt zu werden. Er übernahm das Krankenhaus, der Zentralverein wurde ausgeschaltet, er wurde sogar aufgelöst und dafür ein »Sächsischer Provinzialverein für Homöopathie« gegründet. Die Zentrale der Führung des Krankenhauses lag jetzt in Köthen. Die Opposition war kaltgestellt, zunächst einmal. Das Krankenhaus schleppte sich noch einige Jahre mühselig dahin, um 1842 aufgelöst zu werden – die Poliklinik blieb noch bestehen. Dies war ein unrühmliches Ende, bei dem die Intrigen und der Haß innerhalb der homöopathischen Ärzte der Homöopathie einen großen Schaden zufügten.

3.9 Hahnemanns letzte Jahre – die »französische« Homöopathie

In der Lokalzeitung vom 13. Juli 1835 erschien eine kurze sachliche Meldung: »Herr Hofrat Dr. Hahnemann ist am 14. Juni nach Paris abgereist.«

Für fast alle schien die Abreise plötzlich gekommen, überraschend, man dachte, der unselige Meinungsstreit sei daran schuld gewesen. Keiner wußte, daß im Oktober 1834 eine junge Pariser Dame, Melanie d'Hervilly in einer 10-Tagereise bei Hahnemann angekommen war. Um vor Belästigungen sicher zu sein, hatte sie sich während der Reise als Mann verkleidet. Melanie hatte das »Organon« gelesen, sie liebte diese Medizin und haßte alle Ärzte. Auf einmal ersah sie aus dem »Organon« den Verfasser als einen ungewöhnlichen Menschen und sie mußte zu ihm. Der Besuch dieser Frau wurde für Hahnemann zu einem Erlebnis – noch mehr – zu einem Schicksal. Sie besuchte ihn fast täglich, es wurde Tagesgespräch in Köthen und versetzte dieses verträumte Städtchen geradezu in Aufruhr. Niemand vermochte sich zu erklären, was diese »mondäne Pariserin« hier eigentlich wollte. Jeder wußte anderes von ihr zu berichten, die Gerüchte häuften sich.

Im Oktober 1834 war die Dame aus Paris nach Köthen gekommen, am 18. Januar 1835 fand bereits die Hochzeit mit Hahnemann statt. Vorher gab es zwar Diskussionen mit den Töchtern, doch die Französin blieb siegreich. Sie war 45 Jahre jünger als ihr Gatte, sie war katholisch, aber für sie gab es keine Schwierigkeiten, alle Hindernisse wurden aus dem Weg geräumt. Das Paar ward getraut und erst durch Zufall haben es die meisten erfahren. Trotz aller nachfolgenden Enthüllungen blieb stets ein zarter Schleier von Geheimnis zurück – und niemand wußte, was Melanie ihrem Mann wirklich gebracht und was sie mit ihm gemacht hat. Auch ihr Vorleben blieb unbekannt.

Melanie d'Hervilly fühlte sich früh zur Medizin hingezogen, sie studierte Anatomie und zählte berühmte Herren der französischen Gesellschaft zu ihren Freunden. Hahnemann liebte sie, er liebte ihre Stimme, die Erinnerung an seine erste Frau verblaßte, er sah jetzt nur noch diesen Engel, der ihm gehörte und seine Sekretärin wurde. Die Welt machte ihre Glossen, die Zeitungen sparten nicht mit Randbemerkungen. Für seine Schüler war Hahnemann jetzt erledigt, es wurde ruhiger um das Paar. Melanie hatte Heimweh, es entstand der Plan, gemeinsam nach Paris zu ziehen. Hahnemann tat es, jedoch nicht, ohne vorher sein gesamtes Vermögen unter seine acht verbliebenen Kinder aufzuteilen, ein jedes erhielt 6000 Thaler ausbezahlt. Melanie verzichtete auf ihren

Anteil, sicherte dem Gatten aber die Nutznießung ihres eigenen Vermögens zu. Alles, was HAHNEMANN an Werten besaß, wurde den Kindern gegeben, seinen Töchtern kaufte er noch das Nachbarhaus.
Als alles verteilt war, fuhr man nach Paris. Die Reise ging gut, der Alte wollte es gerne, er war einverstanden. Am 7. Juni 1835, bei Nacht und Nebel, sind sie losgefahren. Rasch lebte sich HAHNEMANN in der neuen Umgebung ein. Seine Ankunft sprach sich in Paris allmählich herum. Es gab bereits eine »Galikanische Gesellschaft für Homöopathie« und ein »Homöopathique«-Institut. Deren Mitglieder erfuhren davon. Es kamen auch Kranke, Freunde, Neugierige. Alle wollten HAHNEMANN sehen, alle wollten von ihm behandelt werden. Neben viel Arbeit, unendlich vieler Arbeit, war er auch häufig in der Gesellschaft zugegen. Schließlich zog er in ein Hotel im Zentrum der Stadt, weil er seinem Einkommen gemäß residieren mußte und dieses Einkommen war gar nicht schlecht. Man war jetzt Weltstädter, man war nicht mehr in Köthen. Sein Ruf wuchs und wuchs und die Arbeit wuchs mit, auch für Melanie. HAHNEMANN heilte die schwierigsten Fälle, er war der deutsche »Wunderdoktor«, er war das Tagesgespräch.
Natürlich gab es auch dort Neider, aber das störte ihn nicht. Er machte seine Krankenbesuche bis tief in die Nacht, seine Gattin begleitete ihn dabei. Melanie verstand zunehmend mehr von der Homöopathie und konnte ihm helfen. Zugleich schrieb HAHNEMANN an der 2. Auflage seiner »Chronischen Krankheiten«.
1841 feierte der große Arzt sein 60jähriges Doktor-Jubiläum. Anläßlich seines 86. Geburtstages am 10. 4. 1841 erschien der Königlich Sächsische Gesandte in Paris und überreichte dem Jubilar ein Diplom seiner Vaterstadt Meißen, die ihrem berühmten Sohn das Ehrenbürgerrecht verlieh. Es tat ihm gut.
Das »Organon« verlangte unbedingt nach seiner 6. Auflage. Mit der Stahlfeder schrieb HAHNEMANN es jetzt in seinen zierlichen Buchstaben nieder, das Buch wurde bis zur letzten Seite überprüft. Nach vielen Monaten hatte er das Manuskript endlich fertig und legte es behutsam zur Seite, es war seine letzte Arbeit, doch sollte diese – aufgrund vieler Schwierigkeiten – erst 1921 das Licht der Welt erblicken.
Im Frühjahr 1843 bekam HAHNEMANN einen Luftröhrenkatarrh, es wurde immer schlimmer und am 2. Juli 1843 – in den frühen Morgenstunden – verstarb CHRISTIAN FRIEDRICH SAMUEL HAHNEMANN. Er wurde 88 Jahre alt.

3.10 Rückschau auf Hahnemanns neuartige Gedankenwelt

Der Begründer der Homöopathie liebte, das wissen wir, die Etymologie, die Wissenschaft von der Herkunft und Geschichte von Wörtern und Begriffen. Nehmen wir einmal das Wort »Konzept«, denn ein solches hatte HAHNEMANN ja für die Homöopathie. Es bedeutet ursprünglich einerseits »Begriff«, andererseits »Empfängnis«. Seit ARISTOTELES wird das »Begreifen« meist auf die Tätigkeit der Hände bezogen, man spricht allerdings auch von einer »inneren Hand«. Diese taugt nur zum mechanischen Umgang mit dem, was hier Gegenstand ist. Sie bewegt ihn, zerlegt ihn, bearbeitet ihn und baut aus seinen Teilen überraschend etwas Neues. Sogar dialektisch Entgegengesetztes wird da zusammengebaut. Das Begreifen ist kreativ, es schafft viel. Mit dem Begreifen befaßt sich die *Logik* als die *Anatomie des Begriffes*.
Daneben gibt es, so alt wie die Sprache, eine zweite Definition des Wortes. »Begriff« als *lebendiges Umgreifen* gedacht. Derartige Wandlungen geschehen nur dort, wo der Gegenstand im Begriffsorgan einwurzeln kann. Schöpferisches Begreifen ist nur möglich, wenn ein Einfall nicht manipuliert, sondern im Dunkeln, eigentlich im Hirn zu seiner wahren Gestalt findet.
Viele Gedanken welken dahin und kommen nicht weiter. So wie ein Lebewesen aus dem Embryo zu einem Fötus und schließlich zu einem Wesen wird, so brauchen wir auch in der Homöopathie eine Zeit, die still unter einer rauschenden, gigantischen Oberfläche moderner Naturwissenschaft wächst, sich langsam entwickelt bis zur heutigen Zeit, ein ganzes Jahrhundert!
Hier kommt der zweite Begriff, die »Empfängnis«. HAHNEMANN hat die Idee empfangen, hat diesen großen Gedanken, diesen Konzeptus, der im Schoß der Zeit lag, aufgenommen. Er brauchte die Idee nur aufzuheben, hat sie entdeckt. »In nuce«, wie wir es in der Philosophie nennen, praktisch als Samen, als eine Nuß. Und wie wir wissen, beweist mancher Samen sein Leben erst, wenn man ihn pflanzt, wenn man ihn in den oben genannten Acker sät. Manche brauchen eine große Frist, um Wurzeln zu schlagen.
HEIDEGGER sprach einmal von der Inkubationszeit eines Gedankens, die von sehr verschiedener Dauer sein kann, Jahre, Jahrhunderte. Denken Sie nur an PARACELSUS, der heute über 500 Jahre alt ist. Wie HAHNEMANN war er verlacht, verhöhnt, verfolgt in beispiellosem Opfergang. Ein Irrlicht wurde er genannt, ein Quacksalber! Und der Satz der Homöopathie vom Simile hat 1000 Jahre geschlummert.
Dann hat HAHNEMANN den Samen in den Acker geistiger Wirksamkeit eingepflanzt, genau wie ein Samenkorn, die Idee der *Tollkirsche* mit

seiner Toxikologie sein Toxitin enthält oder ein Samenkorn von *Cannabis indica*, das den Rausch in sich trägt, das Samenkorn von *Aconitum*, das ein ungeheuer tödliches Gift darstellt, aber auch ein großes Heilmittel ist.
Die Idee wird weitergegeben. So ist auch im Samenkorn die Idee enthalten, die Empfängnis hat ihre Früchte getragen. Gerade in dieser Zeit, in der an der Oberfläche im wahrsten Sinne des Wortes gigantische naturwissenschaftliche Medizin vorwärts getrieben und immer noch weiter getrieben wird. Da liegt ganz still, wie in einen warmen Mantel gehüllt, das Samenkorn der Homöopathie, das sich hier entwickelt hat, still gewachsen über Jahrzehnte hinweg, und jetzt langsam, aber sicher immer größer wird, immer noch unterdrückt und in die Ecke gestellt. Trotzdem wächst und wächst die Homöopathie und wird eines Tages bereits – und das glaube ich wohl sagen zu können – die Therapie der Zukunft sein.

Auf dem Grabstein von Hahnemann steht: »Non inutilis vixi« (Ich habe nicht umsonst gelebt).

Das war sein persönlicher Wunsch. Für uns ein Auftrag, seine begonnene Arbeit fortzusetzen.
Der Samen ist aufgegangen. Laßt uns das mit Stolz erleben, aber auch mit Demut und Bescheidenheit dieses immer wieder angegriffene Konzeptus der Homöopathie beschützen und pflegen, sein Wachstum fördern im Geiste unseres großen Lehrers Hahnemann, diesem unglaublichen Genie.

3.11 Der Mensch Hahnemann und sein Werk – eine Zusammenfassung

In diesem Buch beschäftigen uns alle großen Ereignisse revolutionärer und teilweise umwerfender Wirkung in Kunst, Kultur, Technik und Wissenschaft. Manchem mag daher die eher biographisch orientierte Darstellung von Hahnemanns Leben als reduziert erscheinen. Eine Schilderung seiner gesamten Persönlichkeit läßt sich aber viel deutlicher und zusammenfassender unter den angegebenen Literaturstellen finden. In diesem Kurzkapitel wollen wir lediglich sein Wesen in seinem Werk suchen.
Hahnemann, der kleinen Verhältnissen entstammte, hat schon früh seine Kräfte in sich gefühlt. Er fühlte sich rege, schon vor der Schule und

auf der Schule. Schon vor der Schule konnte er schreiben und lesen, auf der Schule wurde er als Begabter erkannt und entsprechend behandelt. Als er dann aus seiner engen Heimat herauskam und ihm der Wind um die Ohren pfiff, wird er gewiß unter Beschränkungen und Entbehrungen gelitten haben, er war ja sehr arm. Besonders schmerzlich wird es ihm gewesen sein, daß er notgedrungen sein Brot mit Übersetzungen und Stundengeben verdienen mußte, statt den geraden Weg zur Wissenschaft einschlagen zu können. Mancherlei Zurücksetzungen werden das bei ihm doch sehr große Selbstbewußtsein sehr schmerzlich berührt haben, aber sie haben ihm weder in seiner Begabung noch in seinem Selbstwertgefühl schaden können. Seine Empfindlichkeit ist dabei gewachsen, so daß er alle Angriffe gegen seine Lehre seinerseits mit großer Schärfe beantwortete.

Er hatte ein großes Geltungsbedürfnis, war auch ehrgeizig. Das aber trat hier besonders hervor, weil ja keine glatte Bahn da war, auf der er vorwärts schreiten konnte, seinen Fähigkeiten und Wünschen entsprechend. Vielmehr sind es Eigenschaften, die doch nur dann hervorkamen, wenn er unterdrückt, in die Ecke gestellt oder vielleicht sogar beleidigt wurde.

Manchmal hatte er zudem die Neigung, eine richtige Meinung zu übertreiben und sie als allein geltend anzusehen. Denken wir nur an seine Reaktion auf den Angriff gegen den Kaffee. Wie er da unduldsam reagierte und aus diesem Grunde dann auch unzufrieden war mit seiner ärztlichen Tätigkeit und den Mißerfolgen seiner früheren Behandlung. Wenn er mitunter im Standesbereich absprechend Urteile über seine »ärztlichen Mitbrüder« fällte, so darf man darin nicht unbedingt die Befangenheit eines Kritikers sehen, vielmehr ist es die Unbefangenheit des absolut überlegenen Kopfes.

Nicht nur bemerkenswert und lobenswert, sondern überaus einmalig sind sein riesiger Fleiß, seine große Arbeitskraft, die ihn vielfach den größten Teil der Nacht am Schreibtisch oder an der Retorte zubringen ließen. Diese riesige Menge seiner Bücher und Aufsätze, seiner Arzneimittelprüfungen, seiner immer größer werdenden Praxis mit dem großen Briefwechsel kann man heute kaum noch verstehen, denn es gab ja weder Schreibmaschine, noch Fax oder andere Dinge.

Bei dieser Veranlagung konnte es nicht ausbleiben, daß nach Aufstellung seiner neuen Lehre kaum noch Gemeinsamkeitsgefühle da waren, und es fehlten viele andere Eigenschaften, weswegen er in seiner Stellungnahme den Standesgenossen gegenüber mitunter etwas ausfällig wurde und Rücksicht häufig vermissen ließ. Es kam noch die ausbleibende Anerkennung seiner Lehre dazu und der unfreundliche Widerhall, der ihm entgegentönte, und schließlich die zumeist bedrängte

finanzielle Situation, in der er sich lange als Außenseiter befand. So wurde seine Stimmung naturgemäß nicht besser und er, auch in seinen Schreiben, nicht freundlicher.
So kam es natürlich zu einem doch mitunter verderblichen Kreislauf von Mißstimmungen zwischen den streitenden Parteien auf beiden Seiten und zu einer sehr scharfen Tonart, sowohl in Dur als auch in Moll, auch mit persönlichen Obertönen. Und wie es in solchen Fällen im allgemeinen abläuft, kann man die Schuld auf beiden Seiten finden, man kann aber HAHNEMANN nicht davon freisprechen, daß er zu diesen Mißtönen im Konzept, der nächsten Jahrzehnte die Leitmotive angegeben hat. Aber wo gab es schon einen Rebell, einen Revolutionär in irgendeinem wissenschaftlichen oder einem Kunstgebiet, der nicht Gleiches durchmachen mußte? Wo auch die Zeitgenossen solcher Rebellen nicht immer besonders freundlich mit dem Entdecker waren.
Daß diese gereizte Stimmung zwischen Homöopathie und Schulmedizin bis in unsere Tage anhält, hängt auch damit zusammen, daß die Homöopathie nicht ein einfach theoretisch-philosophisches System ist, sondern es ist eine ärztliche Lehre, die naturgemäß gerade zu praktischen Erfolgen führt, und hier vielleicht auch wieder als Kampf um das tägliche Brot mit den lieben Kollegen als oberste Ursache da war.
Im 19. Jahrhundert hat das Geld nur eine geringe Rolle gespielt, und auch die Ärzte, selbst die berühmtesten, verschenkten ihre Leistungen. Man hat HAHNEMANN vorgeworfen, daß er, als er endlich einen Ruf bekommen hat, höhere Preise forderte, und selbst wenn er Zahlungsunfähigkeit annehmen durfte, auf Zahlung bestand. Wenn dem so war, kann man keinen Vorwurf daraus machen, da andererseits auch von großzügigen Nachlässen und kostenloser Behandlung Armer berichtet wird. Es mag also nicht Geldgier ein Hauptzug bei ihm gewesen sein, sonst hätte er nicht oft genug die Pfade, die steinigen Pfade des Forschers und Schriftstellers eingeschlagen, eher wäre er dann auf der Straße des Praktikers weitergegangen, auf der man viel hätte verdienen können.
Und es ist auch noch heute so, daß nicht wenige die Arbeit im Tempel der Wissenschaft – hochdekoriert und hochbezahlt – führen, um in die Nähe des Opferstockes zu kommen.
Wenn man außerdem bedenkt, daß HAHNEMANN frühzeitig eine sehr große Familie – 11 Kinder – unterhalten mußte, daß er später das Bewußtsein haben konnte, der Welt etwas Großes geschenkt zu haben, so enthüllt sich dieser alte Vorwurf als ein vergifteter Pfeil, wie er seit jeher gegen jede große Persönlichkeit bei unbequemen, bei verhaßten Gegnern üblich war.
Wäre HAHNEMANN nicht der Begründer einer so großen Heilslehre wie der Homöopathie, bei der heute noch ein großer Kampf tobt, so würden

ja persönliche Verunglimpfungen nie laut geworden sein, oder sie wären längst der Vergessenheit anheim gefallen.

Wenn man seine Schriften, seine ganzen Aufzeichnungen, auch die Briefe einmal genau betrachtet und sich darüber Gedanken macht, so hat man durchaus den Eindruck, daß hier ein Mensch gelebt hat, der in seinem Handeln und Denken von höchsten Antrieben aus höherer Warte her geleitet worden ist. Auch wenn wir berücksichtigen, daß in der damaligen Sprache manches biedermännischer klingt, als wir es heute sagen würden. Am höchsten Ideal eines Menschenbildes gemessen, wird man seine Härte und Unduldsamkeit als Mängel empfinden, aber man wird gerade bei ihm – ähnlich wie bei dem ebenfalls harten und unduldsamen LUTHER oder PARACELSUS – diese Schwächen milder beurteilen, da sie im wesentlichen keine egoistischen Antriebe waren, sondern er es als heilige, überpersönliche Aufgabe ansah, die neue Lehre rein zu überliefern. Es ist zu hoffen, daß man mit der beginnenden besseren Würdigung der Homöopathie auch das Wesen ihres Gründers nicht mehr in so ungünstiger, fast parteiischer Weise auffaßt und beurteilt.

Band 132. **Leipzig, den 9. April 1896.** **No. 15 u. 16.**

ALLGEMEINE

HOMÖOPATHISCHE ZEITUNG.

Herausgegeben von

Dr. med. Mossa, pract. Arzt in Stuttgart.

Geschäftsstelle und Verlag von William Steinmetz (A. Marggraf's homöopath. Officin) in Leipzig.

☛ Erscheint 14tägig zu 2 Bogen. 13 Doppelnummern bilden einen Band. Preis *10 M. 50 Pf.* (Halbjahr). **Alle Buchhandlungen und Postanstalten nehmen Bestellungen an.** No. 97 des Post-Zeitungs-Verzeichnisses (pro 1892). — **Inserate, welche an Haasenstein & Vogler** in Leipzig und dessen Filialen oder an die **Verlagshandlung selbst (A. Marggraf's homöopath. Officin in Leipzig)** zu richten sind, werden mit *20 Pf.* pro einmal gespaltene Petitzeile und deren Raum berechnet. — Beilagen werden mit *5—8 M.* berechnet.

☛ Schluss der Schriftleitung: Freitag vor dem Erscheinungstage. ☚

Zum Geburtstage Samuel Hahnemann's

im Jubeljahr des ersten Jahrhunderts der Homöopathie.

(10. April 1896.)

Ein thatenvoll Jahrhundert ist geschwunden,
Seitdem der Mann, den wir als Meister ehren,
Wir, die wir freudig folgen seinen Lehren,
Den neuen Weg zum Heilen hat gefunden.

Ein Häuflein nur stand zu ihm, treu verbunden,
Sein junges Werk zu fördern und zu wehren,
Indess die Andern feindlich ab sich kehren; —
Im Kampf muss Wahrheit sich als echt bekunden.

Ein Säkulum — und aus der kleinen Quelle
Hat sich ein Strom, ein mächtiger, gebreitet,
Und Heil und Segen folgen seiner Welle.

Ja selbst der Strom der alten Heilkunst gleitet,
Ob auch durch manche Windung, Stromesschnelle
Sacht' in die Bahn, die Hahnemann bereitet! —

Dr. **Mossa.**

Band 132. Leipzig, den 26. März 1896. No. 13 u. 14.

ALLGEMEINE
HOMÖOPATHISCHE ZEITUNG.

Herausgegeben von

Dr. med. Mossa, pract. Arzt in Stuttgart.

Geschäftsstelle und Verlag von William Steinmetz (A. Marggraf's homöopath. Officin) in Leipzig.

☞ Erscheint 14tägig zu 2 Bogen. 13 Doppelnummern bilden einen Band. Preis *10 M. 50 Pf.* (Halbjahr). Alle Buchhandlungen und Postanstalten nehmen Bestellungen an. No. 97 des Post-Zeitungs-Verzeichnisses (pro 1892). — **Inserate, welche an Haasenstein & Vogler** in Leipzig und dessen Filialen oder an die **Verlagshandlung selbst (A. Marggraf's homöopath. Officin in Leipzig)** zu richten sind, werden mit *20 Pf.* pro einmal gespaltene Petitzeile und deren Raum berechnet. — **Beilagen werden mit** *5—8 M.* **berechnet.**

☞ Schluss der Schriftleitung: Freitag vor dem Erscheinungstage. ☜

Einladung.

Zu der am **Freitag, den 10. April, abends 7 Uhr,** in **Staakes Weinrestaurant,** Bahnhofstrasse, mit Damen stattfindenden

Feier von Samuel Hahnemanns Geburtstag,

des hundertsten nach Veröffentlichung seines Heilgesetzes,

werden die auswärtigen Collegen und Freunde der Homöopathie mit ihren Frauen hierdurch freundlichst eingeladen, recht zahlreich zu erscheinen. Wir bitten, die Theilnahme an der Feier bis zum 8. April bei dem Unterzeichneten anmelden zu wollen, damit die Zahl der Gedecke rechtzeitig festgestellt werden kann.

I. A. des Seniors der Leipziger homöopathischen Aerzte Herrn Dr. **Lorbacher**
Dr. **Wapler,** Südstrasse 2 c.

4. Zur Therapielehre Hahnemanns

4.1 »Ahnenreihe« der Homöopathie – Vordenker und Mitstreiter

Will man eine Ahnenreihe der HAHNEMANNschen Therapielehre entwerfen, so muß man eigentlich von dem Haller Mediziner GEORG ERNST STAHL ausgehen. Er hat als erster versucht, in der damals engen mechanistischen Lebensdeutung die empfindende, erkennende, wollende und steuerende Seele in den Mittelpunkt einer Lebenstheorie zu stellen. KARL EDUARD ROTSCHUH hat diese animistische Lehre deshalb auch den psychodynamistischen Lebens- und Krankheitskonzepten zugeordnet.

In der Lebenstheorie STAHLS ist der menschliche Körper keine kartesianische Maschine mehr, sondern ein vitaler, beseelter Organismus, dessen Glieder nur auf den unmittelbaren Befehl der Seele hin vitalisiert und mit Leben versehen, zusammenwirken. Er erkannte auch schon, daß von großer Bedeutung die Wirkung der Affekte wie Freude, Zorn, Hoffnung, Liebe auf den Zustand und die Funktionsfähigkeit der Organe ist. Krankheit ist also eine seelische Störung normaler Organfunktionen.

Die Konzeption von STAHL ist auf fruchtbaren Boden gefallen und von vielen Franzosen der vitalistischen Konzeption erweitert worden. Hier alle Namen der »Vital-Power« aufzuführen, alle vitalistischen Theorien zu differenzieren, führt zu weit über dieses Thema hinaus.

Mit den **nächsten Persönlichkeiten** und ihren Konzepten der Erregbarkeit und der Lebenskraft sind wir bereits unmittelbar in der Nähe des HAHNEMANNschen Denkens.

JOHN BROWN (1735–1788). Er war Schotte und hat in den 80er Jahren des 18. Jahrhunderts als erster versucht, die verwirrenden Einzelaspekte der heftig geführten Erregbarkeitsdiskussion zu einem einfachen Lebens- und Krankheitskonzept weiter zu entwickeln.

Dieses Konzept erfreute sich um 1800 großer Popularität und ist in die Geschichte als »Brownianismus« eingegangen. BROWN war übrigens ein Schüler von WILLIAM CULLEN (1712–1790), dessen Hauptwerk, die »MATERIA MEDICA«, kein anderer als HAHNEMANN 1789–1790 in Leipzig übersetzt hat. Dabei hat er seine ersten homöopathischen Theorien entwickelt.

BROWN verstand das Leben als einen durch innere und äußere Reize erregten und aufrechtzuerhaltenden Zustand. Die Grundkraft des Lebens sei das biologische Reiz- bzw. Erregungspotential. Das BROWNsche

Konzept ist von vielen Autoren teilweise noch verändert und auch verbessert worden.
HAHNEMANN hat in seinem »ORGANON« nicht mehr namentlich Kritik an BROWN geübt, aber sicher einen Blick gehabt bei seiner Zurückweisung des übermäßigen und unkritischen Gebrauchs der Exitanzien und Roboranzien, nämlich dem Alkohol, dem BROWN als Schotte gern zusprach.
Denken wir daran: bei HAHNEMANN ist Kaffee, Tee, Wein, Branntwein, Riechwerk, Parfüm, Nachtleben, Backwerk, allerlei Gefrorenes, verpönt.
Insgesamt lehnt HAHNEMANN das BROWNsche System als widersprüchlich und irreführend ab. BROWN ist für ihn nicht mehr als ein Scharlatan, der seine fehlgeleitete Gemeinde mit lodernden Strohfeuern blendet (s. HAHNEMANN, Fragmentarische Bemerkungen, 1801, S. 53–76).
FRANCOISE JOSEF BROUSSAIS (1772–1828). Er war ein bedeutender Vertreter der klinischen Medizin in Paris. Er war der eigentliche Protagonist der organbezogenen Läsionslehre, aber auch der bedeutendste Repräsentant der BROWNschen Erregungstheorie. Einen Großteil der chronischen Erkrankungen führte er auf Störungen der Erregung zurück.
BROUSSAIS ist es gelungen, seine brownianistischen Auffassungen von einer physiologischen Medizin als Teil der studentischen Bewegung gegen die Restauration zu verkaufen und wurde damit als ärztlicher Theoretiker zur Symbolfigur der Résistance gegen die französische Restauration.
HAHNEMANN hat BROUSSAIS sehr massiv kritisiert, vor allem wegen seines unglaublich exzessiven, ja fast vampyrisch zu nennenden Gebrauchs des Aderlasses. Tatsächlich floß in Paris nicht nur bei den Ärzten das Blut in jener Zeit in wahren Strömen. Bis zu 50 Blutegel wurden teilweise gesetzt.
HAHNEMANN nennt BROUSSAIS nicht namentlich im »ORGANON«, aber ganz unschwer ist in seinen Anmerkungen dieser französische Kliniker auszumachen.
Hier steht HAHNEMANN durchaus im Einklang mit den Auffassungen von CHRISTOPH WILHELM HUFELAND (1762–1836).
Wie auch HAHNEMANN, so war auch HUFELAND ein konsequenter Gegner des BROWNIANISMUS.
HUFELAND's eigenes Konzept enthält vor allem seine Ideen über die Pathogenie (1796), in der Makrobiotik (1805) sowie in seinem System der praktischen Heilkunde (1800–1805). Das kreist um den Begriff der Lebenskraft, die HUFELAND als innersten Grund aller Lebensvorgänge, als Selbsterhaltungsprinzip des Organismus interpretierte. Es ist die Kraft aller Organe, aller Funktionen, eine spezifische Reizfähigkeit des Körpers wird damit bewirkt. Unter Krankheit verstand HUFELAND in

einem System jede Störung der reizbaren Lebenskraft durch pathogene Reize.

HUFELANDS Konzept fiel damals genau in die Zeit der Anfänge des Naturismus, der auf dem Rousseauschen Postulat »Zurück zur Natur« fußend in der ersten Hälfte des 19. Jahrhunderts zur Entwicklung der Naturheilkunde, insbesondere der Wassertherapie führen sollte.

Im Gegensatz zu HUFELAND will HAHNEMANN allerdings neue Wege beschreiten und die – zu seiner Zeit – gefährliche therapeutische Praxis der Schulmedizin durch ihre lebensbedrohliche Arzneimittelverordnung, ihren exzessiven Aderlaß und ihre unnatürlichen Eingriffe in den Prozeß von Krankheit und Gesundheit ein für allemal verlassen. Krankheit entsteht bei ihm zunächst durchaus noch – wie bei HUFELAND – aus einer Affektion der Lebenskraft durch krankmachende Reize.

In dieser Ausgangsposition finden wir sowohl die alten psychodynamistischen, als auch die auf ihr aufbauenden vitalistischen Konzepte von Krankheit und Gesundheit. Die Lebenskraft ist ubiquitär, d. h. sie ist nicht einem bestimmten Ort des Körpers zuzuordnen und kann daher auch keinem bestimmten Krankheitssystem unterworfen werden.

- Für HAHNEMANN ist, genau wie für HUFELAND, die Krankheit ein ganzheitliches, ein individuelles Körperphänomen. Die Symptome äußern sich immer auch als ganzheitliche, individuelle Symptomenkomplexe. Die Gesamtheit aller »wahrnehmbaren Zeichen« bilden die Gestalt der Krankheit (»ORGANON« § 6).
- Der Einsatz des Arztes – so HAHNEMANN – muß sich dann bemühen, eine Stärkung der Lebenskraft in all den Fällen einzurichten, in denen diese Lebenskraft zur Selbstheilung nicht mehr in der Lage ist.

An dieser Stelle trennen sich die Wege. Hier unterscheidet sich HAHNEMANN grundsätzlich von allen anderen klassischen Konzepten, auch dem Konzept von HUFELAND.

Nicht im alten Sinne des »Contraria contraribus curentur« gegen krankmachende Reize zu richten, sondern »Similia similibus curentur«, ähnlich sein wie diese, müssen sie dem Körper eine Hilfestellung leisten.

HUFELAND hat sich 1826 in seinem »Journal« kritisch mit dem Therapiekonzept HAHNEMANNS auseinandergesetzt. Kritikwürdig erschien ihm besonders die an den Symptomen orientierte Kur von HAHNEMANN. Sie sei zu vage, zu unsicher, so seine Meinung.

So fragte er: »Wer kann denn schon sagen, welches der Symptome ist wichtig, welches ist unwichtig, welches ist wesentlich?«

Die Therapie aber habe einzig kausal gerichtet zu sein, rational begründet aus ärztlicher Erfahrung und vermittelt durch ärztliche Kunst.

Das »aude sapere« von HUFELAND war also von völlig anderer Natur als das von HAHNEMANN. Erstaunlich ist es sicher, welche große Resonanz die neue Lehre trotz dieser Konzeptkritik quasi von höchster Stelle zu Beginn des 19. Jahrhunderts hervorrief und wie schnell ihre Anhängerschaft wuchs. Durch das ganze 19. Jahrhundert hindurch setzte sich dieser Prozeß fort. Und heute am Ende des 20. Jahrhunderts gehört die Homöopathie einschränkungslos zu den akzeptierten alternativen Heilmethoden.

In dieser aufregenden, revolutionären und reformerischen Zeit spielte ein bedeutender Mann eine große Rolle: Freiherr Wilhelm von Humboldt (1767–1835), der Philosoph, Sprachforscher und Staatsmann. Als Direktor für Kultur und Unterricht am Preußischen Innenministerium reformierte er das Bildungswesen – es war dies eine staatsmännische Großtat – und gründete die Berliner Universität. Dies geschah zu einer Zeit, als im deutschen Sprachraum jede zweite Universität ihre Pforten schließen mußte. Als Gründungstag wird der 15. 2. 1810 angegeben. Die Liste der Professoren der neuen Universität enthielt illustre Namen wie Schleiermacher, Fichte, Savigny und auch Hufeland.

Bei synchronoptischer Betrachtung dieses Jahres 1810 fällt die von Freiherrn von und zum Stein in Gang gesetzte große Reform in Preußen auf. Er hob die bäuerliche Erbuntertänigkeit auf, erließ neue Städteordnungen mit Selbstverwaltungscharakter, analog moderne Landgemeindeordnungen mit Kreistagen und Provinziallandtagen, die sich teilweise bis heute erhielten.

Last not least kam 1810 Hahnemann mit der ersten Auflage seines revolutionären und reformerischen »Organon der rationellen Heilkunde« heraus. Er selbst wertet diese Tat so: »Ich rechne mir's zur Ehre, in neueren Zeiten der einzige gewesen zu sein, welcher eine ernstliche Revision der Heilkunst angestellt hat.«

So treffen interessanterweise drei große Reformen in diesem Zeitraum zusammen, die ihren Wert innerhalb der jeweiligen Fachbereiche bis heute unbestritten erhalten, ja sogar steigern konnten.

Franz Anton Mesmer (1734–1815). Die medizinischen Konzeptionen seiner Zeit waren für Hahnemann absolut ablehnungswürdig. Aber einem zeitgenössischen »Modekonzept«, das der Wiener Arzt Franz Anton Mesmer entworfen und ausgeformt hatte, widmete Hahnemann in seiner 6. Auflage des »Organon« gleich zwei wohlwollende Titel (§ 288, 289). Mesmer hat in jedem Organismus ein beeinflußbares magnetisches Fluidum vermutet, das typisch für den individuellen Zustand sei, vor allem für die Beschaffenheit der Lebenskraft. Für Hahnemann ist diese Methode ein wundersames, unschätzbares Geschenk Gottes.

Wenn auch der *Mesmerismus* ein extremer Ausläufer psychodynamischer Lebens- und Krankheitskonzepte ist, so weist er tatsächlich eine gewisse Kompatibilität mit dem System Hahnemanns aus. Das heißt, er

beruht nicht auf einer materialistischen Beeinflussung des Organismus in der Krankheitstherapie, sondern liefert, genau wie bei HAHNEMANN, ein höchst individualisierbares Erklärungs- und Behandlungsangebot bei nahezu allen Krankheitszuständen. Das heißt nicht etwa, daß die Theorie des Mesmerismus Mittelpunkt der Theorie HAHNEMANN's war. Nein, am Schluß warnt er vor den Gefahren des übertriebenen Mesmerismus, besonders bei nervenschwachen Kranken und bei den der Sinnenwelt entrückten, mehr der Geisteswelt wohl zugehörigen Menschen.
Es gibt noch eine Richtung, nämlich den »Therapeutischen Skeptizismus«, in seiner Ausformung als *»Therapeutischer Nihilismus«*.
In der »Zweiten medizinischen Schule« ist dieses Konzept durch JOSEF DIETL entwickelt worden. Nachdem dieser ja als Vampir und als therapeutischer Alkoholist in die Schule einging, hat DIETL die für den Patienten in der Tat als wahres Martyrium dargestellte, energische und weitgehende therapeutische Abstinenz gefordert. Das wurde als »Therapeutischer Nihilismus« in die Medizingeschichte eingeschrieben, bis endlich wissenschaftlich erprobte Medikamente und begründete therapeutische Verfahren zur Verfügung standen.
Seine Schlußfolgerung ist, daß man endlich eine innige Vergesellschaftung der Medizin mit den Naturwissenschaften fordern sollte. Aus ihnen allein könne die praktische Medizin abgeleitet werden.
Weitere noch zu HAHNEMANN's Zeit existierende medizinische Konzepte dürften kaum einen Einfluß auf seine Art zu denken und zu schreiben gehabt haben, weil sie zwar zu seiner Zeit schon existierten, aber er in seinem Alter sich lediglich noch mit der Verbesserung seiner eigenen Therapie befaßte, und diese tatsächlich auch zu einem optimalen Stand führte. Ist doch gerade sein letztes Werk, die HAHNEMANNsche Überarbeitung der 6. Auflage des »ORGANON«, sein Testament für uns und die Betrachtung der Homöopathie durch uns.

4.2 Manifestation der Lehre in den homöopathischen Arzneibüchern

Über seinen Förderer VON QUARIN, dem Leibarzt der Kaiserin MARIA THERESIA sagte HAHNEMANN: »Ihm verdanke ich alles, was Arzt an mir genannt werden kann.«
Dieser Aufenthalt in Wien brachte ihm auch den Kontakt mit einem anderen großen Mediziner, ANTON VON STÖRCK, den wir als den Vater der experimentellen Pharmakologie (das ist die Lehre von der Wirkung körperfremder Stoffe auf den Organismus) bezeichnen. Von ihm, der die

Giftwirkung am gesunden Organismus beobachtete, lernte HAHNEMANN die Beobachtung solcher Wirkungen, die er dann am gesunden Menschen als Grundpfeiler seiner späteren Homöopathie, nämlich in der Arzneimittelprüfung, verwendete. Wien war also einer der Grundpfeiler seiner homöopathischen Denkweise.
Es ist nicht ganz einfach, da HAHNEMANN sehr viele Werke zu seinen Lebzeiten schrieb, die Vorschriften zur Arzneibereitung zu finden, weil sie über seine gesamte Literatur verstreut sind.
So begannen seine Schüler, aber auch interessierte Apotheker der damaligen Zeit, bereits sehr früh alle Vorschriften zur Arzneibereitung zusammenzutragen und in eigenen Büchern zu sammeln. Und es entstanden die ersten Vorschriftensammlungen, aus denen dann 1872 die *Pharmakopoea homöopathica poliglotica* von WILLMAR SCHWABE entstand. Dieses Werk ist eigentlich der unmittelbare Vorläufer der in Mitteleuropa gültigen homöopathischen Arzneibücher.
1978 entstand in der BRD das »Amtliche deutsche Arzneibuch der Homöopathie« (HAB, 1. Auf.), welches später von Österreich übernommen wurde und seit dem 1. Oktober 1990 als homöopathischer Teil auch des »Österreichischen Arzneibuches« Gesetzeskraft hat.
In diesem Arzneibuch werden alle Regeln für die Herstellung, aber auch für die Kontrolle homöopathischer Arzneimittel zusammengefaßt, so daß die homöopathischen Arzneimittel ebenso strengen Prüfungen unterliegen wie alle übrigen Arzneimittel, die im Handel erhältlich sind (Anmerkung 1 zu § 271).

II. Musik zur Zeit Hahnemanns

1. Die Musik als biologischer Impuls

»Die stärkste Kraft der Welt ist das Pianissimo.« RAVEL

1.1 Wirkungen und Zusammenhänge

Es mag manchen ein wenig erstaunen, hier die Musik als Wissenschaft und Kunst im Rahmen der in der Zeit HAHNEMANN's stattgefundenen Erneuerung als wichtiges Segment zu finden. Was hat die Musik eigentlich mit unserem Leben, mit den biologischen Abläufen des menschlichen Lebewesens, und damit mit der Medizin zu tun? WERNER LEIBBRAND bezeichnet in seinem Buch »Romantische Medizin« (Hamburg 1937) die Homöopathie geradezu als eine aus dem Geist der Musik geborene Richtung der Heilkunst.

Zunächst müssen wir folgendes akzeptieren: Unsere Ohren haben nicht – oder nur unzureichend – die Möglichkeit sich gegenüber ihrer Umwelt verschließen zu können, wozu unsere Augen durchaus in der Lage sind. Insbesondere Lärm und Geräuschen bleiben wir recht hilflos ausgesetzt. In diesem Fall sinkt die geistige Leistung erheblich, aber selbst manuelle Tätigkeiten von Handwerkern oder Künstlern bedingen bei inadäquater Geräuschkulisse schlechtere Ergebnisse.

Fremdgeräusche, die sich ständig wiederholen, machen mißmutig und reizbar, setzen die Denkfähigkeit herab, erzeugen Pessimismus und lösen schließlich permanente depressive oder aggressive Stimmungslagen aus, insbesondere dann, wenn sie stereotyp aus derselben Richtung oder Quelle kommen. Jeder Schall, der unsere Ohren trifft, wird zum Gehirn weitergeleitet und dort in biochemische Reaktionen und elektrische Ströme umgewandelt. Diese beeinflussen ihrerseits die Hirnrinde, das limbische System und den Hypothalamus. Teilweise können sich selbst verstärkende, humoral wirksame und länger andauernde Mechanismen einen circulus vitiosus entstehen lassen, der den Effekt noch verstärkt.

Das vegetative Nervensystem schaltet um auf Ergotropie, die Nebennieren scheiden Hormone aus, die auch Blutdruck, Durchblutung und Herzfrequenz beeinflussen. Magen- und Speichelsekretion und Peristaltik werden gehemmt, Schulter- und Nackenmuskulatur verkrampfen. Der gesamte Stoffwechsel wird erhöht und als Folge manifestieren sich Kopfschmerzen, Nervosität, Konzentrationsschwäche, Schlaflosigkeit usw.

Wir kennen diese Situation aus Tierversuchen, wo wir sie genau meßbar machen können, aber auch aus Untersuchungen hämodynamischer

Funktionen oder Situationen aufgrund von bestimmten Lautstärken. Ja, das geht sogar so weit, daß ungeborene Kinder, die Schwankungen von Lärmbelästigungen ausgesetzt sind, Dauerschäden behalten können. Es sind Kinder, die viel weinen, Magen-Darm-Störungen haben, Angstgefühle und dergleichen zeigen.
Jedes Geräusch, jeder Lärm, aber auch jede Musik wirkt nicht nur mit einem gewissen Schalldruck, sondern wird auch mit einem bestimmten Rhythmus abgestrahlt.

1.2 Die biologische Urgewalt des Rhythmus

Rhythmen beeinflussen, ja bestimmen unser Leben. Wir unterliegen dem Rhythmus von Tag und Nacht, von Arbeit und Ruhe, von Essen und Darmentleerung, von Durst und Urinentleerung. Der Rhythmus bestimmt unsere Atmung, die wir nicht beeinflussen können, oder unseren Herzschlag, den wir nicht willkürlich ändern können.
Durch lansame Rhythmen wird unser Herzschlag verringert, eine beruhigende, ja sogar einschläfernde Wirkung wird erzielt. Durch schnelle Rhythmen werden Atmung und Puls beschleunigt. Je nach emotionaler Ausgangsbasis wird Anregung, Aufregung oder auch Beruhigung erreicht.
Ein fröhlicher Rhythmus kann uns erheitern, stimmt uns optimistisch. Und wer von uns weiß es nicht, wie ein flotter, mitreißender Rhythmus wieder munter machen kann. Die Arbeitsleistung kann durch gemeinsames Singen, durch rhythmische Musik gesteigert werden. Denken Sie an japanische Pausengymnastik. Ja, rhythmische Musik, gleich welcher Art, spricht ganze Gruppen an und führt zu einer Massenwirkung.
Der Wunsch der Menschen vergangener Zeiten, Musik um sich zu haben zur Entspannung und Erheiterung, zur Ermunterung und zum Trost, ist heute mehr als erfüllt. Die moderne Technik taucht ja unser ganzes Leben, ob Fabrik, Büro, Supermarkt, Restaurant, Biergarten, Wohnblocks oder Straßen, in Musik ein.
Es ist gleich, welche Musik wir hören, ob bewußt oder unbewußt, sie ist Geräuschkulisse mit einem allerdings spürbaren, wenn auch nicht willkürlich spürbaren Rhythmus. Dieser wird als unangenehm, gelegentlich als Belästigung, aber manchmal auch als angenehm empfunden.
Die Schwingungen eines solchen Rhythmus werden auf Regelkreise von Hypophyse, Nebenniere, Zwischenhirn übersetzt. Hier kommt es zur Ausschüttung biogener Amine, die beschleunigt ausgeschüttet werden und sich so vermehren. Das sind die Substrate für Antrieb, Stimmung und Verstimmung. Und je nachdem, was für ein Rhythmus auf uns

einströmt, kann die Stimmungslage euphorisch oder depressiv ausschlagen. Hormone regeln unseren Wasser- und Mineralhaushalt, die Kreislaufdynamik, Phosphorisierung der Muskulatur, sie wirken auch auf den Zucker-, Fett- und Eiweißstoffwechsel. Wichtig ist der Rhythmus, der auf uns einströmt.
Aber auch die individuelle Responsibilität spielt eine ungeheuere Rolle, man kann nicht sagen, welcher Rhythmus grundsätzlich welches System in Bewegung setzt, sondern die individuelle Responsibilität ist maßgeblich.
Warum ist das so?
Weil der individuelle Eigenrhythmus die Ursache für das Ergebnis solcher Rhythmen auf den Organismus ist. Jeder Mensch hat sein eigenes Rhythmus-Profil, das sich auch in seiner Art zu gehen, beim Sprechen, beim Arbeiten ausdrückt. Ein fremder, aufgezwungener, nicht dem eigenen Wesen entsprechender Rhythmus führt zu Störungen des Wohlbefindens, Leistungsabschwächung und schließlich vielleicht sogar zu Gesundheitsschäden.
Man kann solche Effekte von Rhythmen durch Musik oder entsprechende Rhythmus-Instrumente wie Trommeln, Pauken und ähnliches darstellen. Ein rhythmischer Reiz, der das Ohr trifft und mit dem Rhythmus der Gehirnwände übereinstimmt, kann Krampfanfälle und Ohnmachten auslösen.
Es ist tatsächlich so, daß die »Rolling Stones« ihren Erfolg an der Zahl der Ohnmachten unter ihren Hörern gemessen haben. Es waren ja vorwiegend Jugendliche, also vegetativ *stabile* Menschen. Sie heulten, stöhnten, schlugen um sich, strampelten, zitterten und verloren die Körperkontrolle. Diese Reaktionen kennt man ja nicht erst jetzt, seit die Pop- oder Rockmusik »in« ist.
Bereits am 23. Mai 1913 hat sich das doch sonst so stille »Thèatre des Champs Elysées« bei den raffinierten Rhythmen von Igor Stravinsky in ein tosendes Inferno verwandelt. Es wurde »Le Sacre de Primtemps« aufgeführt. Wie damals geschrieben wurde, johlte das Publikum, lachte, ja es prügelte sich sogar und begann das Theater auseinander zu nehmen. Und das schon lange, bevor unsere Pop-Musik die Jugend verrückt machte!
Wir können aber noch weiter zurück und bis in andere Erdteile wandern. In China bsplw. sind Delinquenten so lange bestimmten Rhythmen ausgesetzt worden, bis sie tot zusammenbrachen. Auch aus einigen Ländern Afrikas kennen wir, daß Todesstrafen durch Trommeln vollzogen wurden. Andererseits werden heute noch bei einigen Stämmen Krankheiten mit Hilfe von Rhythmusinstrumenten behandelt. Dabei treten gar nicht selten gute Heilergebnisse auf, die man wahrscheinlich

nicht nur mit einem »psychischen« Heilerfolg erklären kann, sondern auch durch adäquate Rhythmen, die vielleicht sogar ein Medikament abzulösen vermögen.
»Heiße Rhythmen« wirken schnell als Impulse der Hemmungslosigkeit. Sie führen zur Entpersönlichung einer Persönlichkeit, sogar bis zur Auslöschung der Individualität. Die Verzückung in rauschhafter Enthemmung wird dann zu einem Zustand, der als Glücks- und Lusterlebnis empfunden wird. Man braucht also nicht in jedem Falle chemische Drogen, um einen Rauschzustand herbeizuführen. Gerade die Naturvölker erhoben sich unter dem Einfluß von Zauberern und hypnotischen Rhythmen und wilder Tänze in Entrückungszustände, um ihre Götter anzurufen.
Ich wollte damit nur darstellen, daß der suggestive Effekt der Musik schon seit Alters her bekannt ist. Bereits im antiken Griechenland versuchte man mit Hilfe von Musik, Körper und Geist mit sich selbst wieder in Übereinstimmung zu bringen und auch Krankheiten zu heilen.
Apoll selbst, noch vor Aesculap, Heilgott der alten Griechen, besaß eine Leier und gilt wohl als Begründer der Musiktherapie, mit der wir uns heute wieder beschäftigen. Wobei nicht das passive Hören allein, sondern auch das selbst Musizieren eine deutliche Besserung herbeiführen kann.

1.3 Klang und Leben

Lange bevor der Mensch das Licht der Welt erblickt, beginnt er im Uterus seine seelische Entwicklung. Immer mehr Wissenschaftler kommen zu dem Ergebnis, daß in den ersten neun Monaten des Lebens die Fundamente für unsere Persönlichkeit gelegt werden, für unser Denken und Fühlen, unser Körperbewußtsein, unsere sprachliche und gestische Ausdrucksmöglichkeit, unser Vertrauen in uns und in das Leben.
Das wichtigste Organ der Menschwerdung ist das Ohr. Das Hören ist unser am frühesten entfalteter Sinn. Die Basis aller Erfahrung bildet der Klang des Lebens, der dem Embryo durch den Körper, vor allem durch die Stimme der Mutter vermittelt wird und auf den er reagiert. Das Gelingen dieses intrauterinen Dialogs ist erste Voraussetzung für Lebensbejahung und Liebesfähigkeit. Welche ungeahnten Möglichkeiten ergeben sich da, um dem Kind diese fördernden Bedingungen zu schaffen. »Wenn Sie das Ohr anschauen, werden Sie sehen, daß es genau wie ein Embryo geformt ist, ein Grund, es für einen Mikrokosmos zu halten« (Wataru Ohashi [Shiatsu-Lehrer]). Gilt auch für die Ohrakupunktur.

Alles ist Gedächtnis ... Das Lebewesen empfindet, speichert. Der Organismus vergißt nie etwas. Die Genetik hat den Code entdeckt, mit dessen Hilfe die Erbinformation endlos weitergegeben wird. Durch Reproduktion verleiht das Individuum seinem Dasein von Generation zu Generation ewige Dauer. Die Welt, in der es lebt, verwandelt sich. Zur Vielfalt der im Erbgut sich mischenden Faktoren gesellen sich die Umwelteinflüße. Die einen von den anderen zu unterscheiden macht einen Großteil unserer Aufgabe aus.
Will man gewisse unangenehme Konsequenzen verstehen, etwas gegen sie unternehmen und sie möglicherweise ausschließen, muß man sehen, was für unsere Augen nicht sichtbar ist, begreifen, was für unseren Verstand schwer faßbar ist, und Gesetze aufstellen. »Das größte Wunder«, wie EINSTEIN gesagt hat, »besteht darin, daß die Welt für uns verständlich ist!«
So wie dieses Wunder bei jedem Menschen entsteht, kann man auch, wenn man den Menschen als Mikrokosmos sieht, daran denken, daß ein Zeitalter über ähnliche Funktionskreise entsteht, wächst und sich reifend entfaltet. Nimmt man an, daß dieser Funktionskreis auch ein »OHR« hat, dann wäre für unser Verständnis eines solch revolutionären Zeitalters am naheliegendsten, uns mit der Musik dieser Zeit zu beschäftigen. Denken Sie einfach über das hier Zusammengefaßte hinaus und Sie werden meine Gedanken verstehen, daß man in der Musik bereits das neue Zeitalter, also etwa die Lebenszeit HAHNEMANNS, heraushören kann. Ein bewundernswertes, geniales Zeitalter!

2. Stilrichtungen und Komponisten zu Zeiten Hahnemanns

Die Musik dieser Zeit drückt in Tönen und Rhythmen dasselbe aus wie die Werke zeitgenössischer Dichter und Bildhauer, wie die Bauten der großen Architekten, selbst die Entdeckung der Wissenschaft läßt sich hier in Analogie setzen. Vielleicht ist es so, daß bestimmte Perioden der Weltgeschichte in ihren einzelnen Fakultäten durch ein kollektives Unbewußtes eine Veränderung und einen Wandel herbeiführen.

Musik oder ihre Form ist Ausdruck eines instinktiven Prozesses der Fortentwicklung, dessen Sinngehalt von größerer Tiefgründigkeit sein dürfte, als man im allgemeinen annimmt. Auf dieser Basis läßt sich die Musik mit dem Werk von S. HAHNEMANN vergleichen.

Die Musik lotet die menschliche Seele am allertiefsten aus. Nicht nur die Seele, auch das Vegetativum wird zutiefst getroffen und das Somatische wird davon angegriffen. Dies wissen wir aus der Psychiatrie. Die Seele erhält positive oder negative Impulse durch die Musik, wobei sich die Einflußnahme nicht allein auf die Lautstärke reduziert, denn auch Rhythmus und Melodie spielen eine große Rolle.

»Die stärkste Kraft der Welt ist das Pianissimo« (RAVEL).

Betrachten wir also kurz die Musikepoche, in die HAHNEMANN hineingeboren wurde. Es war die ausklingende Zeit des Barock und der Beginn der Klassik. Der Wechsel verläuft ungeheuer vielschichtig.

Die neuen Strömungen beginnen um 1730 aus dem französisch galanten Stil mit dem italienisch neuen Ton in der Opera buffa, der Sonate, der Symphonie. Sie prägten das musikalische Rokoko als Vorklassik, etwa 1750–1760, also genau zu der Zeit als HAHNEMANN geboren wurde und führten über Empfindsamkeit und musikalischem Sturm und Drang zur Klassik.

Hier finden wir bereits die ersten Anhaltspunkte für die HAHNEMANN'sche Tätigkeit – es ist die Sturm- und Drangzeit, diese durch Empfindsamkeit hervorgerufene Kehrtwende gegenüber der Strömung der Zeit.

Eigentlich wurde HAHNEMANN inmitten des Rokoko geboren, als dieser empfindsame Stil sich gegen Affekt und Pathos des Barock zugunsten einer unmittelbaren Aussprache des persönlichen Gefühls durchsetzte. Diese Schule haben wir noch vom Barock her in Erinnerung. Zunächst HÄNDEL und dann BACH spielten in dieser Zeit eine große Rolle. Unter geographischen Aspekten wäre hier Interessantes anzumerken: HÄNDEL, ein Zeitgenosse von BACH – also noch vor HAHNEMANN – war

1717–1723 Hofkapellmeister in Köthen beim Fürsten LEOPOLD. Fast möchte man meinen, Köthen sei der Nabel der Welt gewesen. Wie in einem Strudel des Weltgeschehens versammelten sich hier so manche Große ihrer Zeit, später war es HAHNEMANN, der hier wirkte.
Im weiteren Verlauf, also etwa Ende des 18. Jahrhunderts kam der Übergang zum Klassizismus. Man kennt ja das 18. Jahrhundert als Zeitalter der Aufklärung, durch die der Mensch mit Hilfe seines Verstandes und seines kritischen Urteilsvermögens zur Eigenständigkeit und Mündigkeit gelangte. Die Aufklärung führte zum Zerbrechen der alten Ordnung, zu einer neuen Vorstellung von der Würde, der Freiheit und dem Glück des Menschen.
Zur Erinnerung: 1776 Menschenrechtserklärung USA, 1789 Zerschlagung der alten Ständegesellschaft durch die Französische Revolution, schließlich Aufhebung der Leibeigenschaft, Ruf nach religiöser Toleranz, Säkularisation. Immer mehr trat die bürgerliche Kultur in den Vordergrund.
Der Glaube an das Verstandesvermögen des Menschen bringt einen Fortschrittsoptimismus mit sich. DIDEROT war es, der als Grundlage des allgemeinen Wissens der Menschheit eine Enzyklopädie der Wissenschaft, der Künste und der Berufe schrieb. Weiterhin erhebt sich eine Sehnsucht nach Einfachheit, nach dem Natürlichen, als Reaktion gegen barocke Lebensart, Schwulst, Pathos, Zeremoniell und Künstlichkeit. ROUSSEAU formuliert seine Vorstellung vom glücklichen Urzustand der Menschheit in Tugend und Freiheit. In diesem Sinne ist die Devise »Zurück zur Natur« zu verstehen.
Als »Natur« im Sinne von ROUSSEAU ist auch die Antike gemeint, dort glaubte man noch alle Menschenideale verwirklicht. Diese Form der Umkehr gilt auch bei HAHNEMANN: der Mensch wird behandelt, nicht die Krankheit.
Erst der Blick auf Zukunft und Entwicklung machte die Erziehung zu einem Hauptthema und hier waren es LESSING, SCHILLER, PESTALOZZI in ihren Romanen, in Musiklehrbüchern bei BACH und MOZART. Natürlich und unverbildet erscheint vor allem der schöpferische Mensch, der Künstler, das Genie und zwar das Originalgenie. Es geht hier um die Aussprache unaussprechlicher Dinge (LAVATER), um Urkraft und Erfindung (HERDER), Kunst als Offenbarung, Musik und Dichtung als Naturlaut (HAMANN). Das Genie, so heißt es, verachtet barocke Kunstgelehrsamkeit und Regeln als Hindernisse und Krücken.
Das war die Epoche, in der HAHNEMANN groß geworden ist. Was auch um ihn herum geschah, er wurde wie ein Kristallisationsmoment dieser Epoche an diese, ich möchte sagen *Regeln einer Epoche* herangeführt. Auch er wollte einen neuen Ton in die Medizin hineinbringen. Auch

HAHNEMANN versuchte in seiner Lehre, in seiner Methodik, in seinen genialen Erfindungen, alles das, was zu dieser Zeit auch in der Musik vorhanden war.
Es war die Zeit, in der man sich gegen alles Künstliche und Verworrene des Barocks stellte, um das natürliche Ideal in den Vordergrund zu rücken. Die Natur wird in der Lage sein, der Kunst, aber auch der Wissenschaft, die Schönheit zu geben. Andererseits gilt, daß die Natur nicht alles besitzt, was Schönheit und Rang der Kunst ausmacht. Der Künstler und Musiker überhöht die Natur durch Auswahl und Anordnung nach ästhetischen Gesetzen. Der Wissenschaftler hat ein ähnliches Prinzip, nur nach anderen Ordnungskategorien.
Zur Zeit der Klassik, das war die Hauptarbeitszeit von HAHNEMANN, erlebte sich der Mensch als Handelnder: »Im Anfang war die Tat« (GOETHE, Faust), den Augenblick durchfühlend und gestaltend, dramatisch, nicht episch. »Das Bewußtsein von der Zeit bricht in die Welt ein« (GEBSER). Daher überall das Neue, eine neue Intensität, ein neues Zeitbewußtsein. Alles wird neu, auch die Rhythmen der Musik. Und hier ist es verwunderlich, daß der alte Rhythmus der Therapie in die Medizin HAHNEMANNS nicht mehr paßte. Ein neuer Rhythmus bildete sich, wo erstmals bewußt Innerlichkeit, Dynamik, Energie, Spannung, Bewegung und Motorik in wechselnder Intensität und in einer sensitiv vermittelten und innerlich ergänzten Norm auftraten.
Raum und Zeit werden relativiert an der subjektiven Anschauung. Das gilt auch für HAHNEMANN. Für ihn ist die subjektive Anschauung eines Individuums wesentlich, nicht irgendwelche Axiome, die auftreten.
Wenn wir uns hier die Zeit MOZARTS ansehen, so finden wir das Einmalige seiner Kompositionen, wie er spielerisch und hochkompliziert zugleich Rhythmen, Motive und Bewegung in Höhepunkten mischt. Bei ihm wird die Struktur ein Sinnbild für neue geistige Freiheiten des Menschen.
Was hat denn HAHNEMANN anderes gewollt als eine Struktur hereinzubringen, hier mit der Prüfung der Arzneimittel am gesunden Menschen eine Norm zu setzen; eine unglaubliche Situation, die mindestens dem gleichkommt, was MOZART begonnen hat? Diese Mischung von Gedanken, deren Logik unglaublich faszinierend ist.
Die klassischen Komponisten bezeugen mehrfach, daß sie vor dem Schreiben eine Komposition als Ganzes im Kopf haben, also ohne Zeitablauf anschaubar, aber nicht als erstarrte Architektur oder skelettartig technisch aufgebaut, sondern lebendig. Die Klassik bringt in der Musik eine neue Erlebnis- und Darstellungsweise der Zeit. Und was erleben wir bei HAHNEMANN? Ist es nicht dasselbe? Auch er hatte erst die Komposition, die Idee der Homöopathie als Ganzes im Kopf,

konnte sie aber noch nicht in Einzelheiten und Abläufen anschaubar machen.
Hier erkennen wir unglaubliche Ähnlichkeiten, gerade in der Hauptkunstrichtung dieser Epoche. Dabei handelt es sich nicht nur um eine Kunstrichtung, es gehört in der Tat in den Bereich der harmonikalen Faszination hinein, in der die Mathematik mit ihren unglaublich kleinen Zahlen fasziniert, was sowohl in der Musik als auch in der Architektur, in der Kristallographie oder Geometrie – wo auch immer – eine riesige Rolle spielt. Das Berechenbare, das Klare, zunächst einmal ganz Verschwindende, tritt in den Vordergrund.
Werfen wir einen Blick auf den architektonischen Aufbau der alten griechischen Tempel, auf ihre Stufenbreite und Höhe, was die Epitaphe, die Säulenausmaße anbelangt. Da sehen wir die altgriechischen Rhythmen in ihren phrygischen, ionischen und dorischen Tonarten so berechenbar, daß man sie real nach ihrem Aufbau in Musik umsetzen kann. Eine Symphonie aus der Tiefe kommender Schwingungen mentaler Qualitäten, wohlproportioniert komponiert, mit einem streng logischen, fast mathematisch geprägten Intellekt. Mich hat eine ungeheure harmonikale Faszination gepackt, die ich das letzte Mal in meinem Leben empfand bei der Betrachtung griechischer Tempel, deren Schönheit ja auch auf den exakten Maßeinheiten ihrer Einzelteile beruht. Das geht soweit, daß die Maßeinheiten solcher Tempel sehende Komponisten zur Musik reizten. Man glaubt, die Maße der Tempel auf einer Lyra spielen zu können. So müssen wir das sehen und so ist auch das heute noch Unverständliche in der Wirksamkeit bestimmter homöopathischer Hochpotenzen gar nicht so abwegig. Denn eines Tages wird sich hier ein Weg zeigen, in dem wir das alles erkennen können.
Begreiflicherweise kann eine Analyse nicht gelingen, denn genau wie sich zwei Parallelen erst im Unendlichen schneiden, liegt die Verbindung und Verknüpfung, hier der Kunst und der Musik, und auf der anderen Seite der Homöopathie als Wissenschaft, tief verborgen im Transzendenten. Die Kreuzung zwischen Musik und Homöopathie liegt noch sehr weit entfernt.
Aber diese Ähnlichkeiten sind eine Faszination, die sich noch vertieft und verdichtet, je mehr man die Musik dieser Zeit erlebt. Denken wir dabei vorweg an die revolutionäre Art und Musik von Willibald von Gluck (1714–1787), die voll Dramatik und hohem Pathos ist. Heroische Töne und auch klassisches Pathos, das über die Jahrhundertwende hinausgeht.
In diesem Rahmen dürfen wir auch nicht die aufwühlende, geradezu in die Knie zwingende Musik der Wiener Klassiker vergessen, ob es nun Haydn, Mozart oder Beethoven war. Die Messen, die in die-

ser Zeit geschrieben, die Symphonien, die in dieser Zeit komponiert wurden – sie verkörpern, ähnlich wie das Wissen und die Entwicklung von HAHNEMANN, eine unglaublich klare Linie bei immer neuen Ideen, immer neuen Strukturwandlungen. Denken wir an das Trio in der Musik und seine Veränderungen, italienische und deutsche Symphonien und ihre Besetzung. Auch bei HAHNEMANN gibt es immer wieder Änderungen, doch behält er seine ganz klare Linie bei, geht kein Stück davon ab und bleibt folgerichtig und logisch.
Die nachfolgenden Kartenskizzen zeigen die Reisen von HAHNEMANN und MOZART.

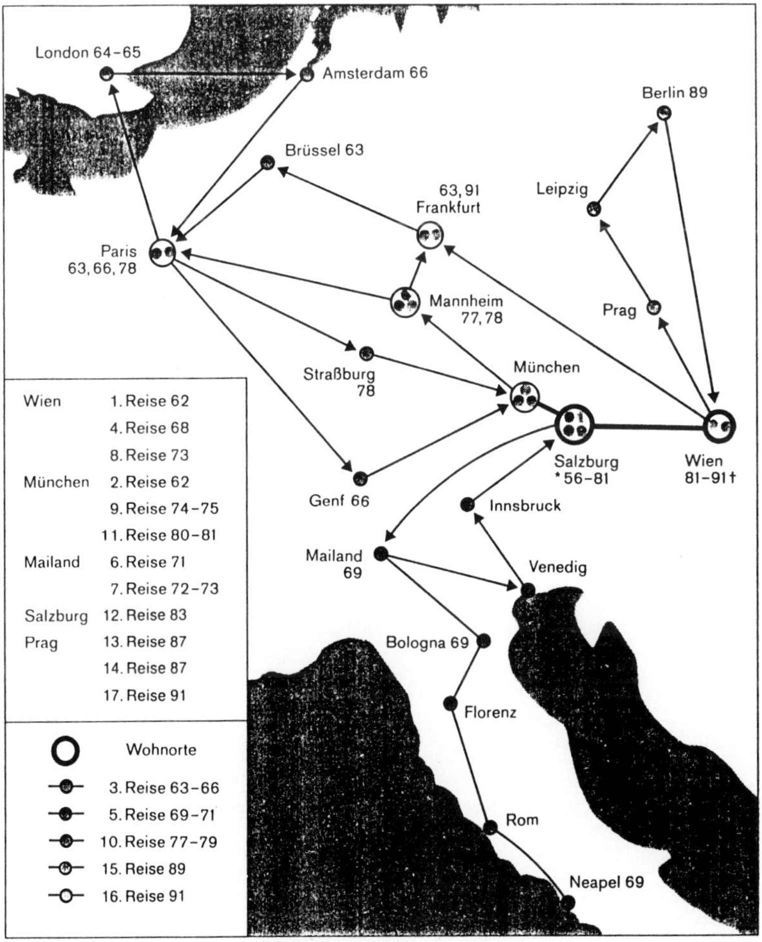

A **Mozarts Kunstreisen**

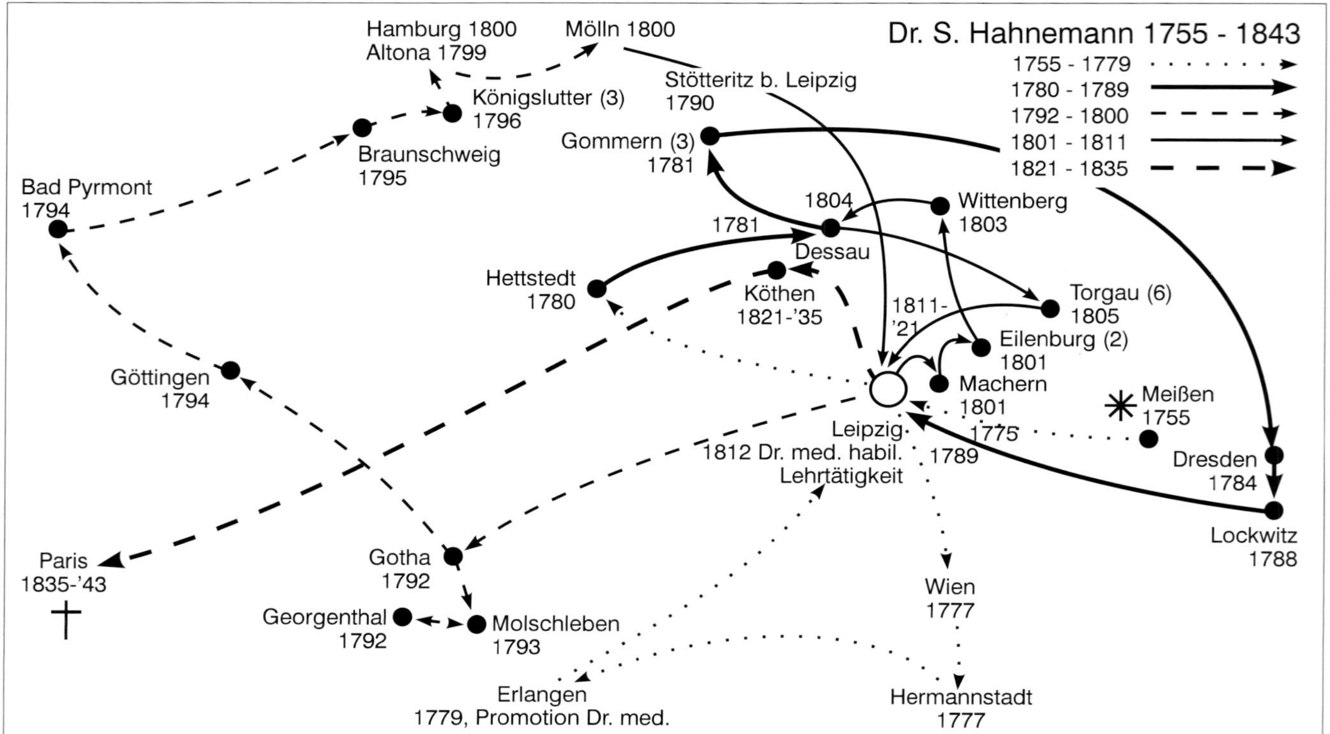
Dr. S. Hahnemann 1755 - 1843
1755 - 1779
1780 - 1789
1792 - 1800
1801 - 1811
1821 - 1835
Hamburg 1800
Altona 1799
Mölln 1800
Stötteritz b. Leipzig
1790
Königslutter (3)
1796
Braunschweig
1795
Gommern (3)
1781
Bad Pyrmont
1794
1804
Wittenberg
1803
1781
Dessau
Hettstedt
1780
Köthen
1821-'35
Torgau (6)
1805
1811-
'21
Eilenburg (2)
1801
Machern
1801
Göttingen
1794
Meißen
1755
Leipzig
1775
1812 Dr. med. habil.
Lehrtätigkeit
1789
Dresden
1784
Lockwitz
1788
Paris
1835-'43
Gotha
1792
Wien
1777
Georgenthal
1792
Molschleben
1793
Erlangen
1779, Promotion Dr. med.
Hermannstadt
1777

Der Vergleich beider Kartenskizzen weist aus, daß MOZART den größeren Radius bewältigte, doch ebenso viele Aufenthalte und immer wieder wechselnde Orte, an denen er Großes leistete.
Die Epochen der Romantik und Hochromantik dagegen, lassen sich gegenüber HAHNEMANN – in seinem Denken – weniger in Analogie bringen.
Bei beiden ist der Gegensatz zum Rationalen, zum Gefühlvollen, Träumerischen wieder in den Vordergrund getreten, das entspricht nicht HAHNEMANN. Er blieb bei seiner klaren, ganz deutlichen, immer wieder verstandesmäßig gelenkten Richtung. Er war kein Romantiker. Wenn auch die Literatur dieser Zeit, teilweise auch die Musik, bei der Romantik lagen, so können wir dies von HAHNEMANN mit Sicherheit nicht sagen.
Etwas sollten wir hier noch deutlich machen, was mich persönlich sehr stark angesprochen hat, nämlich die Tatsache, daß es RICHARD WAGNER war – umstritten oder nicht, spielt hier keine Rolle – der in seiner Genialität auch unendlich viele Orte besuchte, in denen er tätig werden konnte, wo man ihn hinholte und haben wollte, und wo er das Letzte aus sich herausholte. Ganz anders als die WIENER KLASSIKER, ganz anders als BACH oder die anderen barocken berühmten Komponisten. So erscheint mir doch eine Situation besonders interessant: WAGNER war in Dresden (1843–1849) als Hofkapellmeister tätig. Und hier gab es die Aufführung von BEETHOVENS Neunter Symphonie im Jahre 1843, also im Todesjahr HAHNEMANNS, die Aufführung wurde wiederholt. Das Zusammentreffen zweier bedeutsamer Ereignisse: Die unglaubliche Aufführung von BEETHOVEN's 9. Symphonie, die mit enthusiastischer Begeisterung aufgenommen wurde und der Tod HAHNEMANN's im gleichen Jahr – eines Mannes, der in seinem Denken und Wirken sowie in seinem Erfolg dieselbe Ausstrahlung und Kraft hatte wie diese berühmte Symphonie.

Zusammenfassung:

HAHNEMANN starb 1843, also innerhalb des Zeitraumes der musikalischen Hochromantik, die etwa in die Zeit von 1830 bis 1850 fällt. Man muß sich vergegenwärtigen, daß BEETHOVENS Tod (1827) bereits das Ende der Klassik bedeutet hatte, wobei die entscheidenden romantischen Strömungen um diese Zeit längst vorhanden waren (VON WEBER starb bereits 1826, SCHUBERT 1828).
Es entstand in dieser gesamten politisch-kulturellen Umbruchzeit eine unglaubliche schöpferische Dichte großer musikalischer Kunstwerke, besonders auch zur Zeit der letzten Lebensjahre HAHNEMANNS.

Die gewaltigen kulturellen Veränderungen in der Musik-Ästhetik, die neue Musikpraxis, die für alle interessierten Menschen zugängliche, schöpferische Unmittelbarkeit der romantischen Musik eines CHOPIN oder SCHUMANN, all diese Faktoren einer neuen »befreiten« Selbstdarstellung der Musik zeigten sehr eindrucksvoll, was die Lebenskurve HAHNEMANNS, des Begründers der modernen Homöopathie umspannt. Das wollte ich zum Verständnis des Lebens HAHNEMANNS hier einmal deutlich machen. Einen solchen kurzen umspannenden Augenblick, der unglaubliche Ähnlichkeiten hat mit der Kreativität, der Virtuosität, aber auch der Elastizität des Geistigen, nicht ohne das Gefühlsleben, möchte ich besonders hervorheben. Für mich ist die Genialität dieser Epoche, nicht nur die Musik oder HAHNEMANN betreffend, auch in vielen anderen Fakultäten von einer Faszination, die zu beschreiben mir einfach die Worte fehlen; dennoch, ich will es versuchen!

III.
Literatur und Malerei zu Zeiten Hahnemanns

1. Literatur

»Bilde, Künstler! Rede nicht!
Nur ein Hauch sei Dein Gedicht«
CARL FRIEDRICH VON WEIZSÄCKER

1.1 Die Epoche der Aufklärung

»**Aude sapere!**« – »Habe Mut, Dich Deines eigenen Verstandes zu bedienen!« Das ist, nach den Worten des großen deutschen Dichters und Philosophen IMMANUEL KANT (1724–1804) der Wahlspruch der Aufklärung.
»**Aude sapere!**« – Denselben Spruch hat HAHNEMANN als Wahlspruch vor sein wichtigstes Werk, dem »Organon« gestellt.
Und beide entnahmen dieses Motto dem 2. Brief des HORAZ, in welchem zu lesen ist: »Aude sapere, incipe!«. Der Verstand alleine reicht nicht aus, man muß auch handeln, nicht nur denken.
Dieser Wahlspruch steht übrigens auch über LESSINGS Werken, der dasselbe Gymnasium besucht hat wie HAHNEMANN, allerdings einige Zeit vorher. Und ihm zu Ehren, weil er schon in jungen Jahren berühmt war, hat man diesen Wahlspruch *»aude sapere«* über die Eingangstür des Gymnasiums gemeißelt. Das hat wohl HAHNEMANN gesehen und auch in seinen Werken verwirklicht. Es war also der Wahlspruch der Aufklärung, wie wir es in der Literatur lesen.
Seit dem 17. Jahrhundert hatten kritische Denker, vor allem in England und Frankreich viele Ansichten, die als unumstößlich galten, in Zweifel gezogen. So begann man z. B. die biblischen Überlieferungen zu bezweifeln und die naturwissenschaftlichen Lehren früherer Jahrhunderte kritisch zu prüfen.
Wir nennen die Epoche, in der der kritische Verstand in manch verstaubten Winkel hineinleuchtete, das »Zeitalter der Aufklärung«. Für Deutschland nehmen wir diesen Zeitraum etwa zwischen 1720 und 1785 an. Auch die menschlichen Einrichtungen, menschliches Handeln mußten sich kritisch befragen lassen:
War es z. B. richtig, daß ein König unumschränkt herrschte? War es richtig, daß Menschen durch die Schranken der Geburt oder der Herkunft voneinander getrennt wurden?
War es richtig, andere Menschen aus religiösen Gründen zu verfolgen oder Kriege zu führen?
So wurden auch zahlreiche deutsche Dichter vom Geist der Aufklärung erfaßt und griffen diese Fragen auf.

Zunächst aber sollte auch die Dichtkunst selbst den Gesetzen der Vernunft unterworfen werden. Sie sollte maßvoll und belehrend sein, die Sprache einfach und klar. Größte Verdienste erwarb sich JOHANN CHRISTOPH GOTTSCHED (1700–1766), in dem er Auswüchse und Rohheiten der Sprache bekämpfte und vernünftige Regeln aufstellte. Den Theaterdichtern empfahl er französische Stücke zur Nachahmung. Sein Einfluß wurde gebrochen, als GOTTHOLD EPHRAIM LESSING (1729–1781), der bedeutendste Dichter der deutschen Aufklärung, seine Stimme erhob. Seine kritischen Schriften, wie z. B. Briefe die neueste Literatur betreffend, oder die »Hamburgische Dramaturgie«, die sich mit dem damaligen deutschen Theater auseinandersetzten, wirkten maßgebend. Er empfahl den deutschen Dichtern den Engländer WILLIAM SHAKESPEARE als Vorbild, in dessen Bühnenstücken er mehr wahres Leben erkannte als in den Stücken der Franzosen.
Seine eigenen Dramen waren mustergültig für seine Zeit, vor allem das Lustspiel »Minna von Barnhelm«, das Trauerspiel »Emilia Galotti« und das Schauspiel »Nathan der Weise«.
Mit dem zuletzt genannten Stück richtete sich LESSING gegen religiöse Unduldsamkeit und Fanatismus, wie er sich stets gegen Dummheit und Anmaßung wandte. Doch fand die Aufklärungsdichtung noch andere Wege, um auf die Menschen belehrend und vielleicht auch manchmal bessernd einzuwirken.
LESSING und CHRISTIAN FÜRCHTEGOTT GELLERT (1715–1769) brachten die Fabeln zu neuer Blüte. Mit CHRISTOPH MARTIN WIELAND (1733–1813) »Geschichte des Agathon« beginnt in der deutschen Literatur der *Erziehungsroman*.
Manche Anregungen der Aufklärung wirkten hinüber in die Epoche von »Sturm und Drang«.

1.2 Sturm und Drang

Das klingt wie Aufruhr und Revolution; und in der Tat, es war eine revolutionäre Bewegung in der deutschen Dichtung der zweiten Hälfte des 18. Jahrhunderts, so etwa zwischen 1765 und 1785. Die Bezeichnung stammt ursprünglich von dem Titel eines Dramas aus dieser Zeit. Die »Stürmer und Dränger«, das waren junge Dichter zwischen 20 und 30, die leidenschaftlich gegen ihre Zeit protestierten.
Wie die Dichter der Aufklärung wandten sie sich gegen die Macht der Fürsten, gegen die Stellung des Adels, gegen gesellschaftliche Schranken und Vorurteile.

Sie wandten sich aber auch gegen die Herrschaft der kalten Vernunft – und damit unterschieden sie sich von der Aufklärung. Statt dessen verkündeten sie die Rechte des Gefühls und der Fantasie und vor allem die Rechte des ungebundenen Künstlers, des Genies. Jeder von ihnen fühlte sich als Genie, das im Leben und in der Dichtung seinen eigenen Gesetzen folgen könne.
Auch der junge GOETHE gehörte zu den Stürmern und Drängern. Sein berühmter Ritter »Götz von Berlichingen« kämpfte für die Freiheit des Einzelnen, gegen die Übermacht des Staates. SCHILLERS Räuberhauptmann Karl Mohr erhob sich gar gegen Gottes Weltordnung.
Eine bedeutende Rolle spielen die Probleme der Zeit. So scheitern die Liebenden in SCHILLERS »Kabale und Liebe« am Gegensatz zwischen Adel und Bürgertum und an der Gemeinheit verbrecherischer Fürstendiener.
Für die Stürmer und Dränger genügte die herkömmliche Form des Dramas (Einheit der Zeit, des Ortes und der Handlung) einfach nicht mehr. Sie zerbrachen den strengen Aufbau und setzten an die Stelle der Vers-Sprache eine wilde, leidenschaftliche Prosa, die auch Derbheiten und Mundartausdrücke erlaubte.
GOETHES »Götz-Zitat« wurde am berühmtesten und hat sich bis heute gehalten. Bei der Briefmarke zum 500. Gedenktag »Götz v. Berlichingen« (Er ist frontal zu sehen) ging sein Wunsch vieltausendmal in Erfüllung, als alle Briefmarkenbenutzer die Marke anfeuchten mußten.
Gewiß war im Sturm und Drang das Drama die wichtigste Gattung der Dichtkunst, aber auch die Ballade erlebte eine erste Blüte, vor allem bei GOTTFRIED AUGUST BÜRGER (1747–1794). Neben der berühmten »Lenore« sei noch »Das Lied vom braven Mann« erwähnt.

1.3 Die Klassik

Für die Fortschrittlichen im alten Rom waren griechische Kunst und Dichtung »klassisch«. Das hieß in der damaligen Zeit »erstrangig und mustergültig«, in der Schülersprache würde es heute heißen »die Griechen sind Klasse«!
Seit der Renaissance (= Wiedergeburt der Antike) zu Beginn der Neuzeit galt das griechische und römische Altertum zusammen als die »klassische Zeit«. Seither nennt man Latein und Griechisch die »klassischen Sprachen«.
Andererseits bezeichnet der Begriff »Klassik« nur eine kurze Zeitspanne und zwar den Gipfel einer Kultur, so etwa die Zeit des PERIKLES in Athen

oder die des AUGUSTUS in Rom. Der Begriff »Klassische Homöopathie« paßt in keine dieser Determinierungen!
In der Neuzeit grenzen die Völker Europas den Begriff auf die Blütezeit ihrer Dichtung ein, die sich an Leitbildern und Kunstregeln des Altertums ausrichtete und die mit großen Namen verbunden ist: DANTE in Italien, CALDERON und CERVANTES in Spanien, SHAKESPEARE in England, CORNEILLE, RACINE, MOLIÈRE in Frankreich.
Später werden Höhepunkte in Literatur und Kunst auch ohne enge Bindung an die Antike als Klassik herausgehoben, wie z. B. die Blütezeit der mittelhochdeutschen Dichtung, die nach dem Herrscherhaus der Staufer als staufische Klassik bezeichnet wird.
Als eigentlicher Gipfel der deutschen Literatur wird die *»Weimarer Klassik«* angesehen und so genannt, weil in diesem Residenz-Städtchen, das damals literarischer Mittelpunkt Deutschlands war, die meisten »klassischen« Werke entstanden. In der Unruhe des geistigen und politischen Umbruchs, mitten in der Zeit der Französischen Revolution, war diese deutsche Klassik nur eine unter verschiedenen literarischen Richtungen, wohl aber die mit den längsten Nachwirkungen.
Streng genommen hatte sie nur 2 Vertreter: Die beiden Dichterfürsten GOETHE und SCHILLER, beschränkt auf die Zeit ihrer engeren Zusammenarbeit, die schließlich zu einem Freundschaftsbund führte. Beide hatten sich mit der großen Freiheitsbewegung ihres Jahrhunderts, der »Aufklärung«, auseinandergesetzt und mit jugendlichem Elan den literarischen Aufstand in den Reihen der Protestbewegung des »Strum und Drangs« geprobt. Doch dann erschöpften sich die Anklagen gegen eine ungerechte Weltordnung und entartete Gesellschaft; auf verschiedenen Wegen kamen sie zu dem gleichen Ergebnis, daß nur der sittlich gute Mensch die Welt verändern könne.
GOETHE bei seinem reformerischen Aktivitäten in der Politik, im Dienste des Herzogs CARL AUGUST, SCHILLER beim Studium der Geschichte. Den entscheidenden Anstoß zu dem, was die Weimarer Klassik ausmachte, gab in beiden Fällen die Begegnung mit der griechischen Antike.
Vorreiter in dieser Richtung war der Altertumsforscher JOHANN J. WINCKELMANN gewesen, der die Blicke seiner Zeitgenossen für eine neue Sicht der griechischen Kunst geschärft hatte.
Ein anderer Vorarbeiter, HEINRICH VOSS, übersetzte die Epen HOMERS und machte damit Welt und Lebensform der alten Griechen einem aufnahmebereiten Lesepublikum bekannt.
GOETHE bricht 1786 nach Italien auf um dort ganz persönlich den Spuren der Antike nachzugehen und aus den Altertümern den Geist ihrer Schöpfer kennenzulernen, vor allem im ehemals griechisch besiedelten

Süditalien (Paestum). Das große dichterische Ergebnis dieses Italien-Erlebnisses ist die Umarbeitung seines Schauspiels »Iphigenie auf Tauris« in die geglättete Form von Versen, das wie kein anderes Werk das Humanitäts-Ideal der Klassik verkündet. Iphigenie lebt echte Menschlichkeit vor, sie betrügt nicht, um sich und die Ihren zu retten, tapfer sagt sie die Wahrheit, auch um den Preis ihres Lebens. Ihr »seelischer« Adel bezwingt auch das Herz des Feindes. In seinem Gedicht »Das Göttliche« faßt Goethe das Wesentliche dieser Haltung zusammen:

»Edel sei der Mensch, hilfreich und gut!«

SCHILLER »erfährt« dieses Menschenbild aus dem Studium der alten griechischen Literatur, die ihn zur Übersetzung griechischer Dramen anregt. In seinem Gedicht »Die Götter Griechenlands« klagt er:

»Schöne Welt, wo bist Du? Kehre wieder, holdes Blütenalter der Natur!«

In Gesprächen, Briefen und Aufsätzen erarbeiten und vertiefen beide Klassiker das neue Menschenbild, für das, was bei den alten Griechen das Gute, Wahre und Schöne wegweisend zu einem sinnerfüllten, tätigen Leben sein sollte.

Höhepunkt der Zusammenarbeit bildet das sogenannte *»Balladen-Jahr«* 1797. Diese großartigen sprachlichen Kompositionen zeigen den Menschen in einer umfassenden Weltordnung aufgehoben.

Die Dramen der Klassik bezeichnet man als *»Idee-Dramen«*, weil sie sich ganz auf einen übergeordneten Leitgedanken konzentrieren. Schon LESSING hatte in seinem »Nathan der Weise« die Toleranz als allbeherrschende Idee herausgehoben, die Allgemeingültigkeit beansprucht. Immer geht es um Grundfragen menschlichen Daseins, um die Würde des Menschen, um seine innere und äußere Freiheit. Beherrschend ist immer der Glaube an eine freie Selbstbestimmung des Menschen und die Möglichkeit seiner Selbstvollendung.

1.4 Die Romantik

Bevor im 19. Jahrhundert die Welt der Maschinen das Leben in Europa grundlegend veränderte, Großstädte mit Elendsvierteln entstanden, das Geld allmächtig wurde und die Kluft zwischen Arm und Reich aufriß, beschworen die »Romantiker« noch einmal mit dem Zauberstab der Poesie eine traumhaft schöne, geheimnisvolle Welt: »Mond beglänzte Zaubernacht, die den Sinn gefangen hält, wundervolle Märchenwelt, steig auf in der alten Pracht!«

Das Schreckensjahr 1793: Ganz Europa entsetzte sich über den Terror in der jungen französischen Republik und dies war auch der Beginn der romantischen Bewegung.
Damals erwanderten zwei begeisterungsfähige Natur- und Kunstfreunde, WILHELM HEINRICH WACKENSRODER und LUDWIG TIECK, das schöne Frankenland. Sie standen staunend vor den Barock-Bauten in Banz und Pommersfelden, erlebten den Prunk eines festlichen Hochamtes im Dom zu Bamberg und waren entzückt vom malerischen altdeutschen Nürnberg.
Die Niederschrift ihrer Eindrücke und Empfindungen eröffnete den Reigen der romantischen Dichtung. Ihr völliges Aufgehen in einer Welt abseits vom Alltag wurde Ausdruck des Lebensgefühls der jungen Generation.
In Jena traf sich eine literarische Gruppe, die sich kritisch mit der Klassik auseinandersetzte. In bewußter Opposition nannten diese ihr Programm »romantisch«, das heißt also nicht klassisch – modern – interessant, während bisher das Wort »romantisch« abwertend gebraucht wurde und übertrieben, zügellos, fantastisch bedeutete.
Der romantische Dichter sollte »kein Gesetz über sich dulden« und sich keinem Regelzwang unterwerfen, er sollte sich nicht darauf beschränken die Alltagswirklichkeit darzustellen. Er war daheim im Reich der Fantasie, in der Welt der Träume. Er ist gleichsam ein rastloser Wanderer, von unstillbarer Sehnsucht in die Ferne getrieben und von dunklen Mächten bedroht. Dabei lernt er die Tiefen, ja die Abgründe der menschlichen Seele kennen, während die heile Welt der Klassik die dunklen Bezirke des Lebens ausschloß.
FRIEDRICH VON HARDENBERG, »Novalis« genannt, sieht in der »Blauen Blume« das Sinnbild aller Erfüllung unseres Lebens, sie zu erblicken bedeutet Glück und Seligkeit.
GOETHE, der zuerst Interesse zeigte, lehnte später die romantsiche Auffassung der Dichtung als krankhaft ab. Eine besondere Leistung des Jenaer Kreises der Frühromantik war es, durch Übersetzungen das Verständnis für die Weltliteratur zu fördern.
Der »Don Quichotte« des CERVANTES aus Spanien wurde von LUDWIG TIECK übersetzt und AUGUST WILHELM SCHLEGEL übersetzte die 17 Dramen von SHAKESPEARE ins Deutsche.
Ein anderes Gesicht zeigte der Heidelberger Kreis der Hochromantik. Mit dem Untergang des Heiligen Römischen Reiches Deutscher Nation erwachte ein neues Nationalgefühl. Dem von NAPOLEON geschlagenen, zerrissenen Deutschland stellte man das mittelalterliche Reich als Idealbild gegenüber. Stolz auf dieses Erbe und der Liebe zur Heimat besann man sich auf die alte Volksdichtung, sammelte Volkslie-

der, Volksmärchen, Volkssagen, Volksbücher und gab sie neu heraus.

JOHANN JOSEF VON GÖRRES, der als Journalist gegen den Polizeistaat kämpfte, wurde der Mittelpunkt eines Kreises junger Dichter: CLEMENS VON BRENTANO, ACHIM VON ARNIM, JOSEF VON EICHENDORFF. Ihre Gedichte und Erzählungen gehören zur Schatztruhe der Romantik und vor allem EICHENDORFFS Novelle »Aus dem Leben eines Taugenichts«.

Auch die Herausgeber der »Kinder und Hausmärchen«, die Brüder JAKOB und WILHELM GRIMM gehörten diesem Kreis an.

Mittelpunkt der Berliner Romantik war der Salon von RAHEL VARNHAGEN VON ENSE. Hier verkehrten ADALBERT VON CHAMISSO, FRIEDRICH DE LA MOTTE FOUQUÉ. Aus Heidelberg stießen dazu ACHIM VON ARNIM und CLEMENS VON BRENTANO. Dazu gehörte auch ein fantastischer Erzähler, der Dichter, Musiker, Maler ERNST THEODOR AMADEUS HOFFMANN.

Dieser »Gespenster-Hoffmann« strahlte Wirkung in alle Welt aus: VIKTOR HUGO in Frankreich, E. A. POE in Amerika, GOGOL und TSCHECHOW in Rußland, nahmen Motive seiner schwarzen Romantik auf. Er setzte auch FOUQUÉS »Undine« in Musik.

Zum ersten Mal spielten jetzt auch Frauen eine anerkannte Rolle im literarischen Leben. Das waren RAHEL VARNHAGEN, KAROLINE SCHLEGEL/SCHELLING, BETTINA VON ARNIM, KAROLINE VON GÜNDERRODE, vor allem durch ihre Tagebücher und Briefe.

Zur schwäbischen Romantik gehört das Erzählertalent WILHELM HAUFF mit seinen Märchen und Romanen, z. B. »Das kalte Herz«, »Zwerg Nase« etc. Hier ist auch einzureihen LUDWIG UHLAND mit seinen volkstümlichen Liedern, Gedichten und Balladen.

GUSTAV SCHWAB, dessen Sammlung deutscher Volksbücher und die schönsten Sagen des klassischen Altertums bis heute lebendig geblieben sind.

HEINRICH HEINE hat um 1830 mit seinen Worten: »Jetzt gilt es die höchsten Interessen des Lebens selbst, die Revolution tritt in die Literatur«! die Überzeugung einer jungen Generation von Dichtern widergespiegelt, in deren Augen sich die Literatur der Zeit, der ausgehenden Goethe-Zeit und Spätromantik, immer weiter vom wirklichen Leben entfernt hatte. Sie glaubten, daß auch der Dichter Stellung zu nehmen habe zu politischen Fragen. Starke Impulse gingen von Frankreich aus, wo die Revolution für ein freieres Klima gesorgt hatte.

Im Jahre 1835, HAHNEMANN war schon ein alter Mann, kam ein Beschluß aller deutscher Staaten zustande, durch den die Schriften einer kleinen, nur sehr lose verbundenen, aber politisch höchst aktiven Gruppe von Schriftstellern verboten wurden.

»Junges Deutschland« wurden sie nach dem Verbotsbeschluß genannt und damit hatten sie ohne ihr Zutun eine wirksame Sammelbezeichnung erhalten.
Bekannteste Vertreter waren damals HEINRICH HEINE, LUDWIG BÖRNE, KARL GUTZKOW und HEINRICH LAUBE.
FREILIGRATH und HERWEGH kamen später dazu.
Die »Jungen Deutschen« hatten kein gemeinsames Programm und auch keine gemeinsame Vorstellung. Sie waren sich lediglich einig in der Ablehnung der staatlichen kirchlichen Bevormundung. Einer ihrer erbittertsten Gegner, ein österreichischer Adeliger meinte freilich, was sie schrieben, lasse sich als antichristlich, gotteslästerlich und alle Sitte, Scham und Ehrbarkeit absichtlich mit Füßen tretend, bezeichnen.

1.5 Zusammenfassung

Zusammenfassend kann man wohl sagen, daß HAHNEMANN in einer Zeit lebte, die wirklich allen Mut forderte, sich des eigenen Verstandes zu bedienen. Wie wechselhaft waren doch die Grundlagen allen dichterischen Denkens, wie revolutionär, ja aufrührerisch teilweise die Art und Weise, wie mit alten festgefahrenen Gebräuchen umgegangen wurde. Wie sehr und wie schnell war diese Zeit plötzlich geworden. Von der Aufklärung über Sturm und Drang und der Klassik bis in die Romantik hinein bis zu HEINRICH HEINE, so viele wechselhafte Ideen, Gedanken, Ansprüche, aber auch Ideologien entstanden und verschwanden auch wieder. In dieser Zeit lebte HAHNEMANN. Und gerade die Literatur dieser Zeit spiegelt doch die Menschen in dieser Zeit. Und hier in dem Begriff der »Aufklärung«, dem Begriff der »Sturm- und Drangzeit«, wie auch dann der »Klassik«, hat HAHNEMANN seine Homöopathie geschaffen. Und auch sie zeigt ja deutlich im Laufe ihrer Entwicklung, im Laufe der Stadien, die sie durchschreiten mußte so viele Anklänge an diese Zeit, daß man sie sich einmal vergegenwärtigen sollte und je nach dem, welchen Zeitraum man bei HAHNEMANN betrachtet, auch einmal dieses oder jenes Werk lesen sollte, um gleichzuziehen mit den Gedanken, die wohl HAHNEMANN gefangen haben, um ihn zu neuen Taten zu führen.
Das wichtigste aber bleibt wohl dieser geradezu aufrüttelnde Gedanke: »Habe Mut dich deines eigenen Verstandes zu bedienen«! Ein Satz, den wir auch der heutigen Generation deutlich nahelegen wollen und müssen, die zu sehr befangen sind von den festgefahrenen dialektisch und praktischem Denken der Naturwissenschaften.
Mit diesem Denken an das Wahre im therapeutischen Bereich, an das Wahre der Homöopathie heranzukommen, wird nicht gelingen. Auch

hier muß revolutionäres Denken herein, so wie HAHNEMANN es uns gezeigt hat. Hier muß ein Umdenken stattfinden, wie die gesamte Literatur dieses Zeitraumes ja auch umdenken mußte, nicht nur einmal, sogar zwei oder dreimal.
Um mit HORAZ weiter zu fahren: Das Denken allein reicht nicht.
Er fährt fort: »**Incipe! Fange an!! Handle!!** Denken allein reicht nicht, führt zu keinem Ende, kann zu keinem Ziel führen. – Nach gründlicher Denkarbeit kam das **Incipe!** Er begann seine eigentliche Arbeit, sein Lebenswerk: Eine fast bergmännisch genaue Erfassung und der planmäßige Abbau. Genau entsprechend dem Geleit zur ersten Auflage (nach GELLERT):
»Die Wahrheit, die wir alle nötig haben,
die uns als Menschen glücklich macht,
Ward von der weisen Hand, die sie uns zugedacht,
Nur leicht verdeckt, nicht tief vergraben!«
Er stellte Wege her, führte nach einem wohl überlegten Plan die ganze Neuauflage aus, sie immer wieder verbessernd, erweiternd und festigend. So wurde er Schöpfer, Entdecker und Vater einer großen Heilkunst, der Heilwissenschaft **Homöopathie**, die in diesem Jahr ihren 200. Geburtstag feiert. S. HAHNEMANN gebührt das Verdienst und der kulturgeschichtliche Ruhm, der ihm von niemand mehr geraubt und geschmälert werden kann.

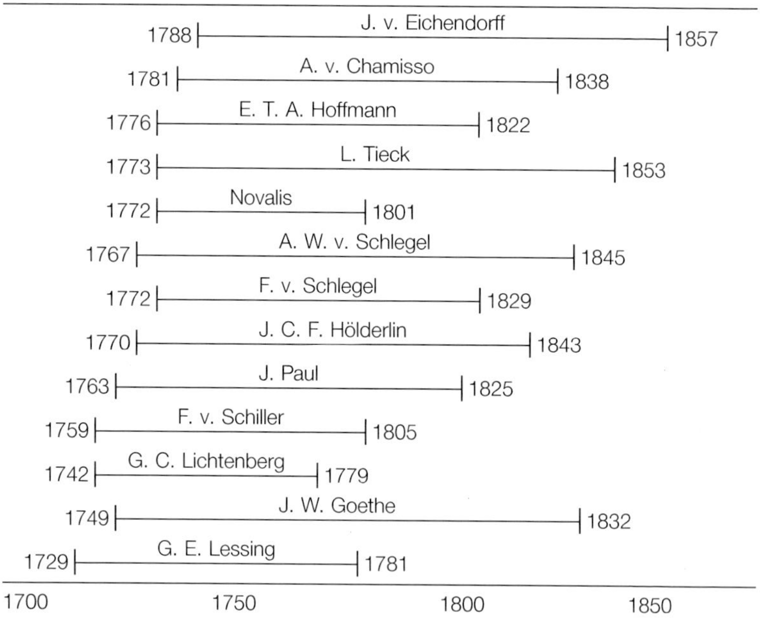

2. Malerei

»Es ist nachgewiesen worden, daß eine jede Farbe einen besonderen Eindruck auf den Menschen mache und dadurch ihr Wesen dem Auge und Gemüt offenbare. Daraus folgt zugleich, daß die Farbe sich zu gewissen sinnlichen, sittlichen, ästhetischen Zwecken anwenden lasse.«

GOETHE (»Farbenlehre«)

2.1 Rokoko und Klassizismus

Die Bilder alter Meister können uns, wie die Werke der klassischen Dichter, der Musiker und aller großen Künstler, die treuesten Freunde und Tröster sein, die eine ruhelose Menschheit nötig hat. Der Weg zu ihnen ist allerdings um vieles schwieriger als in der Dichtung und Musik.

Vielleicht liegt es daran, daß Dichtung und Musik spätere, etwas modernere Künste sind. Alte Bücher kann man dabei in eine verständliche Sprache bringen, aber Bilder, wie z. B. ROGIER VAN DER WEYDEN, man kann sie nur besprechen, erklären, interpretieren. Man kann lehren, die damalige Zeit zu verstehen. Und wir wollen ja gerade aus dem Wesen der Malerei heraus auch HAHNEMANN ein wenig verstehen. Denn wie von den frühesten Anfängen hat sich das Auge des Menschen nach dem Abbild unserer Welt und auch nach seinen Vorstellungen gesehnt. Es stieg und fiel die Zeit, und es gab Zeiten, aus deren Werken wir herauslesen können, daß es mit den Sehnsüchten nicht weit her war; aber es gab auch Zeiten, deren Bilder uns durch deren stille Größe und Einfalt aufrichten können. Immer sind sie schön.

Um das zu genießen muß man sehen lernen, das können Worte nicht lehren, auch nicht ganze Bücher. Man muß einfach vor dem Bild stehen und es anschauen.

Als man 1793 im Namen der Freiheit, Gleichheit und Brüderlichkeit dem König LUDWIG XVI. den Kopf abschlug, war das Rokoko beendet. Man sollte meinen, daß Ereignisse wie die Aufklärung, die Französische Revolution, wie NAPOLEON und der Umbruch zum Jahrhundert der Wissenschaften eine Eruption in der Malerei ausgelöst hätten. Aber nichts dergleichen. Die sogenannte Klassik am Ausgang des 18. Jahrhunderts ist, so gesehen, ein klägliches Ergebnis einer, ja man könnte fast

sagen, fade intellektuellen Begleitmusik zum Königsmord, zur Guillotine und dem Aufstand der Massen.
Wahr ist, daß – so viele gute, ja wunderbare Maler, die in der Zwischenzeit auch aufgetreten sind – erst der Impressionismus das Versprechen einlöste, das die Barrikadenkletterer und Himmelsstürmer gegeben hatten.
Das Rokoko war der letzte klare folgerichtige Stil der alten Malerei, der Impressionismus eigentlich der erste klare faszinierende Stil der neuen Malerei, die Folge des Revolutionären, die Summe dessen, was gedacht, geschrieben und getan worden ist. Die Epoche dazwischen darf man eine Zeit des Suchens nennen, des Überlegens und des Wartens.

▶ Die Revolution des Sehens erfolgte mit mehr als 50jähriger Verspätung.

2.2 Malerei des Klassizismus

Jaques Louis David und Raphael Mengs waren die Wegbereiter des Klassizismus gewesen. Sie hatten schon bevor die Revolution ausbrach das Rokoko unterminiert. Die Klassik lag in der Luft, nicht nur als Reaktion auf das Gealbere und Geziere des Rokoko, sondern auch hervorgerufen durch die Schriften Winckelmanns, später auch Goethes.
David hatte schon 1784 den berühmt gewordenen »Schwur der Hauratier« (Louvre) gemalt. Die Revolution akzeptierte in Ermangelung eines Besseren diesen Stil als den ihren, denn seine Themen waren als politische Waffen gut zu gebrauchen; ein Brutus wollte man sehr gern sein. Echte Sehnsucht nach klassischer Form lag wohl bei einigen Künstlern vor, ganz bestimmt aber nicht bei der Masse.
Als nach der Revolution Napoleon kam, blieb die Klassik am Ruder, als eines Kaisers würdig. Aber es kam ein schwärmerischer Zug herein, der schon andeutete, in welcher Richtung es weitergehen würde. Er wurde auch politisch revolutionär, soweit es ein Opportunist sein kann. Kaiser Napoleon malte er nicht weniger hingebungsvoll wie den blutigen Konvent und Marie Antoinette auf dem Schinderkarren.
David war eine enorme Begabung und sein Gesamtwerk verrät, daß seine seelischen Qualitäten damit nicht Schritt hielten. Er wurde ein bedeutender Maler, aber kein großer. Er starb 1825 in der Verbannung zu Brüssel.
Mengs war zu seiner Zeit ein Mann, der weltberühmt war. Er war mit 17 Jahren bereits Hofmaler in Dresden. In Rom lernte er Winckelmann kennen, der ihn für die Antike begeisterte und zum heftigen Gegner des

Rokoko machte. In dieser Richtung ist MENGS Einfluß auf die Malerei ganz Europas außerordentlich.
Von MENGS Werken sind eigentlich nur noch die Portraits lebendig, sehr gute Portraits – im Prado zu sehen –, sie übertreffen alles, was man in Deutschland von ihm sieht.
DAVIDS Nachfolger in der Gunst NAPOLEONS, ANTOINE JEAN GROS, konnte man bereits einen romantischen Klassizisten nennen. Daneben existierte noch PIERRE NARZISS GUERIN, der in diese Richtung eingestuft werden muß.
An dieser Stelle wäre natürlich die Frage berechtigt, warum der Klassizismus und der Romantische Heroismus ausschließlich am Beispiel Frankreichs erklärt wird.
Die Antwort ist einfach: Die Führung in der Malerei war an Frankreich übergegangen. Dabei war das Erstaunliche, welche Grabesstille in den Niederlanden und schließlich auch in Italien herrschte, jenen beiden Ländern, in denen einst die Wiege der abendländischen Malerei gestanden hatte.
In Deutschland war KARSTENS, ASMUS JAKOB (1751–1798) der führende Klassizist. Er war ein reiner Jünger der Antike, einen schwärmerischen Heroismus hatte es außerhalb Frankreichs kaum gegeben. Es fehlten die politischen Voraussetzungen.
JOSEF ANTON KOCH (1768–1839) und GOTTLIEB SCHICK (1776–1812) gehören in die gleiche Gruppe.
Die dänische Malerei, bis dahin völlig unbeachtet, brachte in NICOLAI A. ABILGAARD (1743–1809) plötzlich einen Maler von hohem Rang hervor.
In England übte der Klassizismus nur eine bescheidene Wirkung aus; die Liebe der Briten ging damals schon in eine ganz andere Richtung. Der nüchterne englische Sinn empfand dies alles wahrscheinlich als Flausen, er nahm als einziger die Aufklärung wörtlich und war eigentlich erst wieder ansprechbar und in seinem Element, als es auch in der Malerei im wahrsten Sinn des Wortes um die »Natur«-Wissenschaften, um die Wahrheit in der Landschaftsmalerei ging.

2.3 Die Epoche der Romantik

1815 war das Napoleonische Abenteuer beendet, das Bedürfnis an Gloire und Heroismus gedeckt. Europa hatte den Tyrannen besiegt. Die Herzen glühten vor Ehrbarkeit, Individualismus und Gottesfurcht. Die romantischen Strömungen, die schon im Charakter des Klassizismus steckten, brachen nun offen in allen Ländern durch.

Die romantische Epoche der nun folgenden 20 bis 30 Jahre hat jedoch kein einheitliches Gesicht. GERICAOUL und DELACROIX z. B. sind zwar Romantiker, unterscheiden sich aber von CASPAR DAVID FRIEDRICH wie Tag und Nacht. Die französischen Romantiker sind fast alle »Romanciers«, redselig im Thema, überströmend in der Farbe. Die Deutschen leben ihre Gefühle einsam und sinnierend.
Im deutschen und auch im englischen Sinn ist DELACROIX kein reiner Romantiker; er liebte RUBENS und hat das gänzlich unromantische Wort gesagt: »Bilder müssen ein Augenschmaus sein.«
Englands frühester Romantiker JOSEF WILLIAM TURNER (1775–1851) war eine einzigartige Erscheinung seiner Zeit. Er stand innerlich den Deutschen nahe; wenn jemals einer einsam war, dann war er es.
In Deutschland erreichte die romantische Malerei mit CASPAR DAVID FRIEDRICH noch einmal Anschluß an die Weltklasse. Diese Romantik ist lyrisch-philosophisch und hat, im Gegensatz zur französischen Malerei, nun gar keine Berührungspunkte mehr zum Klassizismus, sondern ist ein reiner Kontrapunkt. Wenn zum Wesen des Klassizismus eine gewisse heidnische Note gehörte, so waren die deutschen Romantiker nun fromm. Man sollte sich immer vergegenwärtigen, daß CASPAR DAVID FRIEDRICHS berühmtes »Kreuz auf dem Berge« von ihm als Altarbild gedacht war. Diese betonte Frömmigkeit kommt bei einer »Untergruppe von Romantikern«, den sogenannten *Nazarenern* (in England bei den sogenannten *»Präraffaeliten«*) noch deutlicher zum Ausdruck, der Name selbst besagt das schon.
Diese Gruppe deutscher Maler griff formal auf RAPHAEL zurück. Jeder kennt die seltsam zwiespältigen Bilder etwa von OVERBECK, die wie RAPHAELS aussehen, aber von einem antiklassizistischen, sinnierenden, demütigen, weltschmerzlichen, ungenialen, oft geradezu kleinbürgerlich biedermeierlichen Ausdruck sind.
PETER CORNELIUS (lange Zeit der »Kunstdirektor« von Deutschland) schwankte dabei zwischen RAPHAEL und DÜRER; andere, wie SCHWINDT und SCHNORR VON CAROLSFELD wählten volksliedhafte Themen, gehörten aber auch dazu.
BÜRKLIN und FEUERBACH dagegen nehmen – als »antikische Heiden« – verständlicherweise eine Sonderstellung ein.
Auch in Frankreich gab es einen Maler, der als Romantiker auf die Form RAPHAELS zurückgriff: INGRES. RICHARD HAMANN nennt ihn direkt »das Gegenstück zu den Nazarenern«. Zum Glück fehlt ihm jede Anlage zu Demut und Freudlosigkeit und er wurde um vieles größer als alle Nazarener zusammen. Die Sinnesfreude rettete ihn.
In dieser Zeit hätte noch niemand eine Weiterentwicklung voraussehen können. Heute aber entdecken wir bereits in dem vielfältigen Schaffen

der Dreißigerjahre eine Seite, die als Bindeglied zum kommenden Naturalismus, der letzten Vorstufe des Expressionismus, werden sollte.

2.4 Vom Biedermeier zum Naturalismus

Während die Spätromantik ausklang, machte sich überall ein Hang zum Naturalismus bemerkbar. Man mißtraute zwar einstweilen noch der künstlerischen Kraft und Ausdrucksmöglichkeit und pflegte ihn anfangs noch mit Stimmung seelisch »aufzuladen«.
LUDWIG RICHTER (1809–1884) und CARL SPITZWEG (1808–1885) spielten hier eine große Rolle.
Der Anfang eines *»sentimentalen Naturalismus«* lag in Deutschland sehr früh: Eigentlich gehört schon jene Gruppe von Romantikern dazu, die man als *»Biedermeier-Maler«* bezeichnet. WALDMÜLLER z. B. ist ein Vorläufer des Naturalismus.
Frankreich besitzt eine Parallel-Erscheinung in THEODORE ROUSSEAU.
Wenn man sich auch über das Größenverhältnis dieser beiden wegbereitenden Maler noch streiten könnte, so kann man es bei ihren Fortsetzern nicht mehr. Mit COROT (1796–1875) reißt Frankreich wieder die Führung an sich, er überragt alle anderen.
Kaum 10 Jahre später kamen dann die »echten« Naturalisten und Realisten, die großen Franzosen MILLET, COURBET, DAUMIER, der große Engländer CONSTABLE und der große Deutsche ADOLPH MENZEL. Der Deutsche und der Engländer eigentlich schon als erste Pioniere des Impressionismus.
In diesem Augenblick befand sich die abendländische Malerei am Schlagbaum in ein neues Land. Eine Umkehr zur alten Malerei wäre hier noch denkbar gewesen, die Brücken waren noch nicht abgebrochen. Der abendländische Geist aber tat den nächsten Schritt, und wir Nachkommen ahnen nicht mehr, wie schwer es gewesen sein muß.
Die Würfel waren gefallen. Die Zeit der alten Malerei war vorüber und ihr Vorhang senkte sich mit CLAUDE MONET, der 1874 jenen Sonnenaufgang an der Seine malte, dem er den denkwürdigen Namen »Impression« gab.
In diesem Bereich der Malerei ist eigentlich das Zeitalter HAHNEMANNS schwer herauszusehen. Es sei denn, man findet hier doch die deutliche Verschiebung des Revolutionären, des Umstürzlerischen bis weit über den Tod HAHNEMANNS hinaus, bis fast 100 Jahre nach der Französischen Revolution.

So gesehen fiel Hahnemann mit seiner Idee der Homöopathie eigentlich genau in den Kernpunkt des Revolutionären hinein, wie wir es schon in der Literatur oder in der Musik erlebt haben. Während die Malerei doch deutlich hinterherzieht in der Entsprechung des zeitgenössischen Kunstdenkens.

Als einen besonderen Maler der Zeit Hahnemanns müssen wir noch herausstellen Francisco Jose Goya y Lucientas (1746–1826).

Es gibt bei seinen Bildern eine ganze Kette von Vergleichsmöglichkeiten, die zeigen, daß er wirklich ein ganz *»Alter Meister«* war, der wohl so malen konnte, wie die ganz alten Meister, aber auch schon wie die modernen bis zu Monet.

Goyas leidenschaftliche »Erschießung der Aufständischen« scheint jünger, als Manets »Erschießung Maximilians«; seine schier schamlose »Nackte Maja« (Madrid) jünger als Manets dezente »Olympia«; seine expressionistische Version der »Suppe löffelnden Alten« jünger als van Goghs »Kartoffelesser«.

Goya ist der letzte der alten Meister und der erste der modernen. Er hat – wäre er ein Schriftsteller – das gesamte und vollständige Programm der Malerei der nächsten 100 Jahre geschrieben.

Eines aber ist sicher, daß Tradition und Herkunft der Kunst des 19. Jahrhunderts, wenn auch sehr spät revolutionär werdend, doch wie bei allen Künsten sich wieder synchron an die Gegenwart anschließt.

IV.
Biologie, Chemie Mathematik und Physik und Technik in jener Zeit

1. Biologie

»Das Erstaunen bleibt unverändert – nur unser Mut wächst, das Erstaunliche zu verstehen«.

NIELS BOHR

Die Auseinandersetzung mit biologischen Aussagen ist aus mancherlei historischen und psychologischen Gründen der Gefahr grundsätzlicher Mißverständnisse ausgesetzt. Sieht man von der Schwierigkeit der Sache selbst und dem ungeheuren Dickicht der Fachsprachen der einzelnen Fächer ab, so liegt die Ursache nicht selten in einer mangelhaften Kenntnis des Geltungsbereichs naturwissenschaftlicher Aussagen. Worüber, auf welche Weise und wie weit die Biologie als Naturwissenschaft Aussagen machen kann oder will, darüber sollte sich derjenige klar werden, der Ergebnisse biologischer Forschung begreifen und beurteilen will. Er sollte auch einmal HECKEL lesen – der gerade erst 160 Jahre alt geworden wäre – mit seinen ungeheuren Forschungsergebnissen.
Naturwissenschaften untersuchen nur die reale Welt, das heißt eine auch außerhalb unseres Bewußtseins bestehende Wirklichkeit, deren Existenz an sich sie nicht beweisen kann, sondern voraussetzt. Da sich die reale Welt nicht als Ganzes begreifen läßt, wird sie in überschaubare Systeme zerlegt, deren Systemelemente und Wirkungsgefüge analysiert werden können. Historisch bedingt werden die Systeme der realen Welt nun entweder als lebend oder nicht lebendig bezeichnet und dementsprechend den Arbeitsgebieten der Physik, Chemie und Biologie zugeordnet, wobei die klaren wissenschaftlichen Äußerungen auch der Mathematik natürlich ihre Rolle spielen müssen. Diese Unterscheidung ist jedoch nicht grundsätzlicher, sondern praktischer Art, denn der Unterschied zwischen den Systemarten liegt einzig in dem Grad ihrer Komplexität.
Die außerordentlich große Zahl der Wechselbeziehungen zwischen den ebenfalls zahlreichen Elementen biologischer Systeme führt zu Sachverhalten, die sich gegenwärtig noch nicht aus Atomen oder Molekültheorien erklären lassen, selbst dann, wenn die Atome und Moleküle eines lebenden Systems vollständig ermittelt wären. Darüber hinaus gilt es als höchst unpraktisch, die Theorie lebender Systeme vollständig aus physikalisch-chemischen oder Atomtheorien ableiten zu wollen. Doch bleibt dabei die Forderung unberührt, daß die Gesetze der Physik auch potentiell Gesetze der Biologie sind.
Durch immer weitergehende Forschungen erweist sich die Kompliziertheit lebender Systeme hochgradiger und läßt die eigentliche Methode als

angemessen erscheinen, da es arbeitstechnisch vorteilhafter ist: Die Untersuchungen direkt auf eine höhere Ebene der Komplexität anzusetzen, also nicht nur die der Physik und der Chemie und dabei in Begriffen auszusagen, in denen Basiswissenschaften keine Rollen spielen. In den letzten 2000–3000 Jahren hat sich die Wissenschaft unheimlich fortentwickelt. Und so können wir heute schon sicher behaupten, daß der dümmste Schüler eines Gymnasiums in den letzten drei Schuljahren heutzutage Dinge weiß, für die ARISTOTELES sein Leben gegeben hätte, wenn er sie gewußt hätte.
Allein die unbedeutende biologische Aussage »das Pferd trabt« läßt sich vielleicht, aber sehr umständlich als »raumzeitlich koordinierte Reaktion zahlreicher Moleküle« chemisch beschreiben. Eine analoge Aussage, auf der Ebene der Physik wäre jedoch hoffnungslos verwirrend.
Darauf und nicht auf irgendwelchen metaphysischen Elementen lebender Organismen fußt die Eigenständigkeit der Biologie als Wissenschaft. Man kann allerdings die Tendenz beobachten, daß zumindestens in einigen Forschungsgebieten der Biologie die Verfeinerung der Theorienbildung von einem Ersatz spezifisch-biologischer Begriffe durch solche der Basiswissenschaften Physik und Chemie begleitet wird.
Das gilt besonders dort, wo die Biologie die molekulare Organisationsebene des Lebendigen erfaßt und als nomothetische, d. h. als Gesetze aufstellende Wissenschaft auftritt, wobei die Wissenschaft in Aussage der *einzelnen* Fakultäten auch in vielen Fällen für die *anderen* Fakultäten gilt. In der Beobachtung und Beschreibung brauchen wir, um noch weiter forschen zu können, auch Modellbildungen. Denken wir nur an das Schachtelsystem, das widersprüchlich erscheinende Schachtelsystem der Naturwissenschaften. Denken wir an kybernetische Modelle mit Steuerung, dem Lern-, Denk- und Regelkreis, sowie an die Prinzipien der zwingenden Ableitung, aber auch an die Prinzipien der Kern- und Plasmareaktion der chemischen Bestandteile im Grundplasma und deren mikroskopischen Strukturen usw.
Wir wollen ja nicht in Einzelheiten hineingehen, nur zeigen, daß alle Naturwissenschaften ineinander übergreifen. Daß auch die Medizin von alldem gelernt und profitiert hat. Allein in den nuklear-radiologischen Abteilungen unserer Universitäten und großen Kliniken müssen zusätzlich Physiker arbeiten, denn hier ist die Basis solcher Apparate in Physik, teilweise Chemie und da brauchen wir diese ganzen Wissenschaften. Es werden zudem viele Begriffe der Basiswissenschaften in die Biologie, aber auch in die Medizin übernommen und führen da manchmal allerdings zu einem gelegentlichen Unverständnis oder zu Begriffsschwierigkeiten. Das gilt besonders dort, wo die Biologie die molekulare Organisationsebene des Lebendigen erfaßt und auch Gesetze der Wissenschaft aufstellt.

Die Theorie in den Naturwissenschaften kann sowohl der Chemie, als auch der Physik und der Biologie unterliegen wegen ständiger neuer Daten und Folgerungen, aus der einen oder der anderen Fakultät heraus in immerwährenden Verfeinerungen und Umbildungen. Die Einsicht in diese Dynamik der Erkenntnisse sollte daher jede Art naturwissenschaftlicher Doppelbildung – Ansprüche auf »absolute Wahrheit« und »endgültige Richtigkeit« – der Aussage ausschließen. Zudem beschränkt sich jeder Wissenschaftszweig auf den Bereich, in dem er objektive Daten ermitteln kann; denn nur hier ist er – aber auch nur er allein – zuständig. Naturwissenschaft fragt also nicht, ob ihre Aussagen im metaphysischen Sinn »wahr« sind, sondern nur, ob sie in keinem Widerspruch zu objektiven Daten und logischen Verbindlichkeiten stehen. In diesem Bereich sollten wir uns gerade in der Dynamik der Erkenntnis klar werden, daß eine Wissenschaft nicht in die andere mit ihren Erkenntnissen hineinreden kann, wie es ja häufig von naturwissenschaftlich-medizinischer Seite bei der Homöopathie geschieht. Prinzipiell sind ja keinerlei Grundlagen der Erkenntnis der Homöopathie bei den Gegnern dieser Therapierichtung vorhanden und häufig wird eine durch keinerlei Sachkenntnis getrübte infantile Ansicht geäußert, ohne den Widerspruch zu belegen. »Mit einem Farbenblinden kann man nicht über Farben diskutieren.«
Die in diesem Sinne »richtigen« Theorien verleihen die Fähigkeit der Voraussage: Das Verhalten eines Systems unter bestimmten Bedingungen kann durch die repräsentierende Theorie vorhergesagt werden. Damit wird dieser Abschnitt der Welt dem Plan der noch zweckgerechten Handlung den Menschen zugänglich, die diese Macht zur Manipulation mit dem Bewußtsein der Verantwortlichkeit verknüpfen sollten.
In diese Betrachtungsweise paßt auch die Homöopathie HAHNEMANNS. Physikalische und chemische Axiome der Naturwissenschaft sind kein Beweis für die Unwissenschaftlichkeit der Homöopathie. Deren Wirksamkeit am Krankenbett spricht für die Richtigkeit der HAHNEMANNschen Erkenntnisse.

2. Chemie

Im Rahmen dieser Betrachtung gestaltet sich eine strenge Definition des Arbeitsgebietes der Chemie als äußerst schwierig. Vielleicht präzisiert dieses Gebiet die Festlegung der »Amerikanischen Chemischen Gesellschaft« noch am besten:

»Chemie ist die Wissenschaft, die sich mit folgendem beschäftigt:

- den chemischen Elementen im freien und gebundenen Zustand
- mit der Reaktion und Umsetzung, Umwandlung und Wechselwirkung der chemischen Elemente und ihren Verbindungen
- der Bestimmung, Steuerung, Voraussage, der Deutung und Auswertung der Anwendung und Mechanismen ihrer Prozesse
- den Grunderscheinungen und Kräften der Natur hinsichtlich ihrer Anwendung auf Reaktion, Extraktion, Kombination, Prozesse, Addition, Kennzeichnungen, Analysen«.

Im eigenen Bereich bei der Untersuchung der Makromoleküle findet man tatsächlich fließende Übergänge zwischen Chemie, Physik, Biologie, wobei die Mathematik hier einmal so und einmal so angewendet wird. Zwischen diesen an sich klassischen Zweigen der Naturwissenschaft findet man inzwischen einige fest etablierte deutlich umrissene Gebiete, wie beispielsweise die Biochemie oder die physikalische Chemie.

In der Chemie führte die außerordentliche Zunahme der chemischen Untersuchungen seit der Jahrhundertwende zu zahlreichen Spezialgebieten, sowohl im Bereich der anorganischen, als auch der organischen Chemie. Ihre Anfänge liegen im Dunkel prähistorischer Zeiten verborgen. Als Gründer der modernen Chemie gilt THEOPRASTUS B. VON HOHENHEIM (1493–1541), genannt PARACELSUS. Der erste Lehrstuhl für Chemie, in Verbindung mit einem chemischen Laboratorium, entstand 1609 in Marburg. Seit LAVOISIER (1743–1794) gilt die Chemie als exakte Wissenschaft. Zur Zeit publizieren weltweit mehr als 10 000 wissenschaftliche Zeitschriften Ergebnisse aus allen Bereichen der Chemie. Der Literaturdienst »Chemical abstracts« erfaßt gegenwärtig rund 300 000 einschlägige Einzelpublikationen pro Jahr – und das bei einer Zuwachsrate von 6–7% per anno.

Denken wir nur einmal an die Meilensteine der Chemie im 3. Jhdt. v. Chr.: an die Reduktion von Kupfer aus Malachit. Zu dieser Zeit gab es bereits bei den Sumerern und Ägyptern die Eisengewinnung und Glasherstellung. Im 6. Jhdt. kam es zur Erzeugung von Porzellan, im 5. Jhdt. wurde die Luft erstmals von EMPEDOKLES als Substanz dargestellt. Im 12. Jhdt. lernte man zu destillieren, 1771 wurde der Sauerstoff »ent-

deckt«. Von da an ging es rasend vorwärts: Wassersynthese, moderne Deutung der Verbrennung, Isolierung von Jod, Harnstoffsynthese, Kunstdünger, Anilinfarben, Benzolformen, Periodisches System der Elemente (1869) und Indigosynthese (1880). Die Entdeckung des Radiums (1898) schlug eine völlig neue Seite im Buch der Chemie, aber auch der Physik, auf.
Radium ist ein Element im chemischen Bereich.
Das Bohr'sche Atommodell wurde entwickelt, im gleichen Jahr auch das synthetische Benzin entdeckt (1913); 1919 Elementumwandlung durch Rutherford, dann die Uranspaltung von Hahn (1939), 1953 die Desoxyribonucleinsäure strukturiert von Watson, Grigg und Wilkins, wichtig sodann die Vitaminsynthesen, die Entkodung der DNA und immer so weiter ...
So gesehen, läßt sich die Chemie als die Lehre von den Stoffen und deren Veränderungen definieren, während die Physik Zustände und Zustandsänderungen von Stoffen untersucht. Der Übergang ist fließend, es fällt schwer, eine klare Trennungslinie zwischen den beiden Disziplinen zu ziehen.
Ein Beispiel: Die moderne Kernphysik führt uns die Fruchtlosigkeit des Trennversuchs vor Augen. Die Spaltung des Urans durch Neutronen erscheint vorweg als ein Vorgang der Physik.

$$U + N \rightarrow Xe + Sr + \text{Energie}$$

Makroskopisch betrachtet, wird das Schwermetall Uran in das Edelgas Xenon und das Leichtmetall Strontium umgewandelt, anscheinend ein Prozeß aus der Chemie. Es bringt daher kaum Nutzen, immer und stets die Physik und die Chemie abgrenzen zu wollen.
Bei einer Ausstellungseröffnung des Deutschen Hygienemuseums in Dresden im Mai 1996 zeigte sich den Besuchern ein ungewöhnliches Bild. Neben einer Fahne mit der Aufschrift »Homöopathie« war eine solche mit der Aufschrift »Tschernobyl«. Die Irritation läßt sich jedoch schnell lösen, wenn wir uns die Ähnlichkeit der Dynamisierung von Uran und einem homöopathischen Mittel, z. B. Lycopodiumsporen betrachtet. Beide Substanzen verhalten sich indifferent, so lange sie nicht aufgearbeitet sind. Die chemische Aufarbeitung von Uran erzeugt eine destruktive Dynamisierung, die pharmazeutische Aufarbeitung homöopathischer Mittel jedoch eine dynamisch heilsame.

3. Mathematik

Die Beschäftigung mit der Mathematik läßt sich in die Geschichte der Menschheit weit zurückverfolgen. Dabei hat sich das Verständnis von Mathematik im Laufe der Jahrhunderte entscheidend gewandelt.
Während Babylonier, Ägypter, Phönizier und andere Völker der vorgriechischen Ära im wesentlichen durch praktische Probleme und die Beobachtung ihrer Umwelt zur Beschäftigung mit geometrischen Figuren und zum Zahlenbegriff geführt wurden, verselbständigte sich im 5. Jh. v. Chr. unter dem Einfluß der Griechen die Mathematik und wurde um ihrer selbst willen betrieben. Diese Entwicklung ist dadurch gekennzeichnet, daß man mathematische Erkenntnisse aus wenigen grundlegenden Begriffsbildungen (Definition) und anschaulichen Aussagen (Axiomen) durch logische Schlüsse abzuleiten begann (deduktives Verfahren). Diese Bemühungen erreichten ihren Höhepunkt in der Darstellung der Geometrie in den »Elementen« von EUKLID.
Der Zahlenbegriff wurde damals nicht in der gleichen Strenge präzisiert, auch wenn man durch geometrische Betrachtung bis in die Problematik irrationaler Streckenverhältnisse vorstieß. Inder und Araber entwickelten neben der Trigonometrie den Zahlenbegriff für die Lösungen von Gleichungen (Algebra), wobei praktische Anwendungen im Vordergrund standen.
Auch noch in der Zeit des 17. und 18. Jahrhunderts, also bereits in der Zeit, in der HAHNEMANN geboren wurde, galt diese Situation in der Entwicklung der Mathematik durch die erfolgreiche Anwendbarkeit in den Naturwissenschaften. Hier wird jetzt die Mathematik in der Physik, in der Chemie, in der Biologie verwendet. Erst seit dem 19. Jahrhundert erfolgt in allen Teilgebieten der Mathematik eine stärkere Besinnung auf eine axiomatische Art der Absicherung der Erkenntnisse. Den Versuch, alle Teilbereiche unter einheitlichen, strukturellen Gesichtspunkten axiomatisch aufzubauen, unternimmt z. B. in neuer Zeit ein Mathematiker-Team unter dem Pseudonym »Bourbaki«.
Das Wesen der Mathematik kann aber sicher nicht allein durch den strukturellen Aufbau erfaßt werden, auch heute erfährt die Entwicklung wesentliche Impulse durch die praktischen Probleme vieler Wissenschaften. Neben Abstraktion und Deduktion haben auch Intuition und induktives Vorgehen ihren gleichberechtigten Platz in der mathematischen Forschung. Man kann von einer Wechselbeziehung sprechen, so daß eine vorübergehende Überbewertung der reinen gegenüber der angewandten Mathematik heute ausgeglichen zu sein scheint. In zunehmendem Maß stellt sich heraus, daß mathematische Theorien nicht nur auf

die Naturwissenschaften und andere Wissenschaften, sondern auch auf die Wirtschaft und andere Bereiche des menschlichen Lebens angewendet werden können und zu brauchbaren Ergebnissen führen. Hierbei werden manche geeignete Begriffe und formulierte Strukturgefüge ihrer gegenseitigen Beziehung in der Sprache der Mathematik dargestellt, das sind sogenannte »Mathematisierprozesse«. Dazu kommt noch eine entscheidende Rolle im mathematischen Denken der Form, der heute akzeptierten Anschauung. Sie kann zwar nicht als Beweismittel akzeptiert werden, beeinflußt aber in erheblichem Maße die Denkrichtung zu neuen Erkenntnissen und gibt Hinweise auf Beweisgänge unter gewissen Voraussetzungen. So kommt es zu neueren strukturellen Begriffen, auch Wortwahlen. Da die axiomatische Methode über die inhaltliche Bedeutung nichts aussagt, läßt sie weiten Spielraum für subjektive Assoziationen, die den forschenden Mathematikern neue Impulse geben können und dem Lernenden das Verstehen einer fertigen Theorie erleichtern. So werden also graphische Darstellungen nicht nur in der Geometrie gebraucht, sondern auch gerade da, wo abstrakte Zusammenhänge einsichtig gemacht werden sollen.

Die Mathematik hat eine eigene Logik, eine Logik, die die Sprache formalisiert, in der mathematische Aussagen gemacht werden; stellt Regeln auf, um durch neue Aussagen auf Aussagen schließen zu können, analysiert Aussageformen und entwickelt Beweisverfahren.

Glücklicherweise kann man eine zweiwertige Logik zugrunde legen. Von der Aussagelogik kommen wir zur Prädikatenlogik mit Identität, dann zu einer mit Identität und Funktorenvariablen, weiterhin zu einer Prädikatenlogik höherer Stufen.

Die Zahlenangaben bei homöopathischen Medikamenten sind nicht mathematisch erklärbar. Beispiel: 1 Arzneimittel in D 30 hat eine Verkleinerung von $1 : 0 \cdots 30$ x. Das heißt, daß mit Überschreitung der 10^{-23} ein Nichts da ist an Substanz. Das ist wichtig. Aber außer der Substanz (meßbar-wägbar etc.) existiert noch das Wesen eines Arzneimittels (nicht meßbar genau wie das Wesen des Menschen). Dieses Wesen, heute besser verständlich unter dem asiatischen ›Qi‹, wird durch Verschüttelung dynamischer!

4. Physik und Technik

4.1 Physik und Homöopathie – Wissen und Kunst

Wenn wir nun noch einmal kurz die Biologie, Physik, Chemie und Mathematik betrachten, sehen wir hier, daß Biologie ohne Physik und Chemie nicht möglich sind. Daß selbst die Physik und die Chemie tief ineinander übergreifen, von ihrem Wesen her beinahe Geschwister, fast Zwillinge sind, aber alle drei Wissenschaften ohne die Mathematik nicht auskommen und damit eigentlich erst zu einer meßbaren, wägbaren, reproduzierenden und reproduzierbaren Naturwissenschaft werden.
Es ist für einen Laien ein ungeheuer faszinierendes Phänomen alle vier Wissenschaften zu betrachten, aus denen wir meßbare Daten für unser Leben finden, meßbare Daten die zu weiteren Forschungen führen können, aber auch Daten, die schon im Bereich des Immensurablen liegen. Und hier wiederum kommen wir in die große Ähnlichkeit zur Homöopathie, wo wir bei den hohen Potenzen ab der $D10^{-23}$ oder C^{-12} bereits in Bereiche eindringen, wo keine Materie mehr vorhanden ist, aber Wirksamkeiten mit Sicherheit erwartet werden können. Noch können wir hier keine Wirkung messen, aber da wir ja in diesen Begegnungsflächen zwischen Physik und Chemie auch schon immensurable Daten haben, wird es nicht mehr lange dauern, bis wir auch hier meßbare Ergebnisse erhalten.
Zusammenfassend läßt sich hierzu aus einem Vortrag von Prof. Dr. MÜLLER vom Lehrstuhl für Theoretische Physik der Universität Braunschweig zitieren, den er vor homöopathischen Ärzten hielt:

1. Unsere moderne Wissenschaft hat zwar ein reduziertes Wissen, doch dieses ist genau erforscht.
2. Insgesamt ist die Naturwissenschaft eine logische Organisation unbekannter Geheimnisse dieser Welt.
3. Diese gewaltige Organisation ist dem lebendigen Wirken eines Kunstwerkes auf den Betrachter vergleichbar.
4. Ein Kunstwerk besteht aus:
   - Wissen
   - Kunst
   - Geheimnis.

   - ▶ Das Wissen umfaßt den logischen Sinngehalt.
   - ▶ Die Kunst erscheint im Ausdruck der Darstellung im technischen Können des Künstlers.
   - ▶ Das Geheimnis liegt darin, daß dieses Kunstwerk eine Wirkung auf den Betrachter ausstrahlt.

Man kann diese Definition auf das Wesen der Homöopathie beziehen:

- Das Wissen umfaßt den logischen Sinngehalt des § 291 des Organons.
- Die Kunst liegt in der Fähigkeit der Anwendung dieses Sinngehalts.
- Das Geheimnis liegt in der undurchschaubaren, ungenügend zu deutenden Wirkungsweise – die sich beim Kranken entfaltet.

Jeder muß für sich entscheiden, wohin er die Basis dieses Geheimnisses verlegen möchte. HAHNEMANN nannte es an einer Stelle »Lebenskraft«, an anderer Stelle nennt er es den »Weltenschöpfer«.

Auch HAHNEMANN hat seine Gedanken immer wieder neu formuliert. Die erste Ausgabe des »Organon« nannte er »Organon der rationellen Heilkunde«, bereits die zweite aber »Organon der Heilkunst«.

Betrachten wir also ein Kunstwerk, bestehend aus Wissen, Kunst und einem Geheimnis, dann sollten wir an eine weitere Aussage des Physikers Prof. MÜLLER denken:

- »In der Naturwissenschaft ist immer ein Bestandteil, der einer höheren Ordnung zukommt«.

Diese Gedanken kommen jedem homöopathischen Arzt sehr nahe. Wir verstehen wohl das, was damit gemeint ist, etwas leichter als die rein pharmakologisch denkenden Ärzte: nämlich das Wirkungsgeheimnis eines Kunstwerkes in die von uns angewandte Naturwissenschaft hereinzunehmen.

Auf dieser Basis möchte ich Ihnen, geneigter Leser, den Zutritt zu einem erweiterten Raum des Denkens anbieten: Wir homöopathischen Ärzte müssen den Kontakt zur modernen Pharmakologie weiterhin pflegen. Wir müssen auch unser Wissen den modernsten Erfahrungen der Naturwissenschaften anpassen, immer im Bewußtsein, daß die Homöopathie an Grenzen stoßen kann. Gerade diese Erkenntnis aber sollten wir – trotz modernster Forschung – nicht verlieren:

> Nach PLATO ist die Erkenntnis das kostbarste Geschenk, das die Götter zu vergeben haben. Also nehmen wir die Erkenntnis an, daß die Grenzen des Wissens um den Menschen über die exakten Möglichkeiten und naturwissenschaftliche Erkenntnis der neuen Zeit hinausgehen.

4.2 Moderne progressive Erkenntnis mit EDV

Wir erleben in diesen Zeiten ein faszinierendes, grandioses, ja fast titanenhaftes Geschehen innerhalb der Naturwissenschaften. Es läßt sich auf ein paar Kleinigkeiten zurückführen, an die wir heute gar nicht mehr denken. Es sind nur drei bescheidene Buchstaben: **EDV**. Von dieser magischen Fortschritts- und Zukunftsformel ist der erste griechischen Ursprungs, der zweite stammt aus dem Lateinischen, der dritte ist deutscher Herkunft. Und natürlich hat der griechische Buchstabe dieser drei, das E, nicht nur die längste, sondern auch die reichste Geschichte, und diese darf ich hier kurz erzählen:

Am Anfang dieser Geschichte, soweit wir sie überschauen können, steht das griechische Substantiv »Elektron« oder auch »Elektros«, das uns vor fast drei Jahrtausenden im späten 8. Jh. v. Chr. in der Homerschen Odyssee zuerst bezeugt wird, und zwar sogleich in einer merkwürdigen Doppelbedeutung. Das griechische Elektron bezeichnet zunächst eine Legierung aus Gold und Silber, die in verschiedenen Mischungsverhältnissen in Goldminen vorgefunden wurde, dann aber auch im Verhältnis 4:1 künstlich hergestellt worden ist. Das gleiche Elektron bezeichnet aber auch den Bernstein. Der ist schon seit der Mitte des 2. Jahrtausends v. Chr. durch die Phönizier auf dem Seeweg nach Ägypten und nach Mikena eingeführt worden und spätestens seit dem 4. Jh. v. Chr. über die Bernsteinstraße auch auf dem Landweg von der Ostsee zum Mittelmeer gelangt.

Neben diesem Elektron in seiner doppelten Bedeutung, steht erstmals wieder im 8. Jh. v. Chr. in der homerischen Ilias das stammverwandte Elektor als Beiname des Sonnengottes Helios oder Hyperion. Die Vermutung liegt nahe, daß hier nicht nur der Bernstein, sondern zugleich die Legierung nach ihrer strahlenden Sonnenfarbe benannt sind.

Ganz entsprechend erblickte ja auch der griechische Mythos im Bernstein die Tränen der um ihren unglücklichen Bruder Phaethon trauernden und schließlich in Pappeln verwandelten Töchter des Gottes.

Doch so strahlend »die Bedeutung des Wortes, so dunkel seine Herkunft«. Weder innerhalb noch außerhalb der indogermanischen Sprache hat die Wissenschaft bisher die Heimat dieses Wortes und seine Verwandten ausfindig machen können. Das griechische-etymologische Wörterbuch von Hjalamar Frisk vermerkt dazu eine ganz lakonische Bemerkung. Von der lateinischen Form des Wortes Elektrum und von seiner zweiten Bedeutung als Bernstein um die Wende vom 16. zum 17. Jahrhundert ist die weitere Entwicklung der Bedeutung ausgegangen. Maßgeblich dafür waren nun nicht mehr die Sonnenfarben, die goldglänzende, äußere Erscheinung des Bernsteins, sondern die geheimnisvoll in seinem Inneren verschlossene elektrostatische Anziehungskraft, die in der Antike zumindest seit dem 4. Jh. v. Chr. bekannt war. Platon spricht in seinem cosmologischen Altesdialog »Timaios« von der Anziehungskraft des Bernsteins als einem »Staunen erregendes Phänomen« und vergleicht sie mit der des herakleischen Steins, den der Tragiker Euripides nach seinem Ursprungsland, dem thessalischen Ma-

gnesia, den »Magnetischen« genannt hat. Seit dieser Zeit sind die elektrischen und magnetischen Phänomene in der Wissenschaftsgeschichte miteinander verbunden geblieben.
Zwei Jahrtausende später veröffentlichte der englische Mediziner und Physiker, WILLIAM GILBERT sein Epoche machendes Werk »De Magnete«, in dem er den »Corpora electrica«, den bernsteinhaften Körpern ein besonderes Kapitel widmete.
Durch seine Neubildung des lateinischen Adjektivs »Elektricus« (bernsteinhaft), an das sich bald noch das Substantiv »Elektricitas« (Bernsteinhaftigkeit) anschließen sollte, an der der griechische Name des Bernsteins an den elektrostatischen Phänomenen der Antike zuerst beobachtet worden war, gingen nun auf dem gesamten Bereich vergleichbare, elektrische Phänomene über.
Interessant an dem Zusammenhang ist auch die Tatsache, daß »Elektricitas«, ein homöopathisches Medikament, bei den alten homöopathischen Ärzten des vorigen Jahrhunderts, besonders bei CLARKE, zu finden ist, als ein, mit elektrischem Strom aufgeladenes Häuflein Milchzucker, das dann in homöopathische Weise potenziert wird. Und bei allen Schäden, die durch Elektrizität entstehen können, (Mikrowelle, Smog etc.) hilfreich sein kann.
Im 18. Jahrhundert wurden die lateinischen Formeln allmählich durch die vertrauten deutschen Formeln »elektrisch« und »Elektrizität« verdrängt. Im 19. Jahrhundert kam noch das »Elektron« in seiner modernen Bedeutung als ein negativ geladenes Elementarteilchen hinzu, mitsamt dem Adjektiv elektronisch und schließlich eben auch der EDV.
Mittlerweile zählen die Ableitungen und Abkürzungen, die in allen Sprachen und Ländern aus diesem einen griechischen Wort *Elektron* hervorgegangen sind, nach Jahrhunderten, ja sogar nach Jahrtausenden, und man könnte mit ihnen eine strahlende Bernsteinstraße in eine Zukunft pflastern, die in eine, man könnte sagen, sonnenhaft glänzende »EDV-Zukunft« führt.
Wer kann hier nicht seine grenzenlose Bewunderung für die in Kilobytes gemessene Speicherkapazität eines einzigen Mikrochips bekennen! Und wenn wir an diese Situation denken, an die, bis zum heutigen Tage laufende, im Wahnsinnsfortschritt immer weiter sich entwickelnde Elektronenphysik, dann sollten wir uns vergegenwärtigen, wo die Geschichte dieses griechischen Elektrons begann. Und dann wird das Erinnerungsvermögen an diesem einzigen Buchstaben, wie beispielsweise das »E« in EDV, durchaus nicht zu verachten sein. Mit einem einzigen Buchstaben fassen wir die riesige, unglaublich anmutende Fortschrittssituation der Physik einmal in ein ganz kleines, ja gar nicht mal sichtbares *Elektron*.

4.3 Fortschritte der Technik zu Hahnemanns Lebezeiten

Bestimmend für das geistige Klima in der Zeit HAHNEMANNS ist der gewaltige Fortschritt der Naturwissenschaften und der Technik. Auf ihn gründet sich der optimistische Glaube an die nahezu unbegrenzte Gestaltbarkeit der Welt durch den Menschen. HEIDEGGER schreibt dazu: »Dem Seinsgeschick« unseres Zeitalters geht er in der Frage nach dem Wesen der Technik nach. Die Technik ist eine geschichtlich bestimmte Weise, in der sich das Sein entbirgt. Darüber aber verfügt der Mensch nicht, man kann daher dem Anspruch der Technik nicht entgehen.
In der modernen Technik erscheint das Seiende in der Weise des »Gestells«, im Sinne von herausfordern (jemanden stellen) und verstellen (andere Zugangsweisen zum Seienden), bezogen sowohl auf die Natur als auch auf den Menschen. Davon abgeleitet das Wort »herstellen« mit Hilfe der Technik oder der Angestellten, die im technischen Bereich nicht die fachlichen, sondern die ökonomischen, ökologischen und ähnliche Dinge vorzunehmen haben.
Das gestellte Seiende zeigt sich als »Bestand«, d. h., es steht zur Verwendung bereit, für das unabsehbare Wirken und Planen der Technik.
Hier besteht natürlich eine große Gefahr. Sie besteht darin, daß der Mensch alles Seiende (einschließlich sich selbst) nur noch als Material für die am Erfolg orientierte Herstellung und Verwertung begreift. Er hält sich nur noch an das als Gestell gelichtete Seiende und vergißt dabei andere Weisen des Entbergens und die Nähe des Seins.
HEIDEGGER sagt in Konsequenz dazu: »Das Ende der Seinsepoche wird kommen, wenn der Mensch der Gefahr ansichtig wird und aus der Seinsvergessenheit erwacht.«
Betrachten wir die Technik nicht nur von der philosophischen Seite her mit HEIDEGGERS Gedanken, dann ist das rein Praktische, hier das Berufsbild des Ingenieurs beispielhaft, (aber auch der Beruf des Facharbeiters) für das theoretische Wissen, um dieses Wissen in die Praxis umzusetzen.
Die neuen Möglichkeiten der Technik führen in England zur sogenannten *Industriellen Revolution.* Mit ihr entstehen die Klassen von Unternehmern, Angestellten, Arbeitern, Proletariern.
Die Hebung des sozialen Lebensstandards steht auf der einen Seite, auf der anderen Seite die gleichzeitige Verelendung des Industriearbeiters durch überlange Arbeitszeiten, schlechte Löhne. Dies führt gerade in dieser Zeit zu starken sozialen Spannungen.
In der Endperiode des Lebens von HAHNEMANN kommen ja auch die im wissenschaftlichen Sozialismus verbundenen Werke von KARL MARX und FRIEDRICH ENGELS mit ihren Grundlagen heraus, über deren Folgen hier zu berichten den Rahmen sprengen würde.

Um die weitgreifenden Ausmaße dieses technischen Zeitalters, in dem HAHNEMANN gelebt hat, richtig zu begreifen, müssen wir ein paar Jahrhunderte zurückgehen. Im Jahr 1003 starb der berühmte Mönch GERBERTUS als Papst SILVESTER II. Und dieser berühmte GERBERTUS, den heute kaum noch einer kennt, war einer jener Mönche, der insofern eine riesige Rolle spielte, als er auf seinem Thron die römischen Ziffern fast ex cathedra aus dem Verkehr zog und dafür die arabischen Ziffern einführte. Und mit den arabischen Ziffern wurde auch die Null eingeführt, die es bei den römischen Ziffern nicht gibt.

Die Kenntnis der Null und ihre Anwendung in der Rechenkunst kam wohl von den Indern und über die Araber. Diese Rechenziffern sind als arabische Ziffern zu uns gekommen. Diese Kenntnis der Null, und die damit verbundene Rechenkunst gehört zu jenen in ihrem Ausmaß kaum erkennbaren Revolutionen, die tiefer eingreifen als irgendwelche materielle Erfindungen, sei es Schießpulver, die Dampfmaschine, die Elektrizität und deren Anwendung. Bei der Null ist es etwas Eigenartiges, es ist eine Leere, ein Nichts, dieses Nichts geht sogar über eine Negation hinaus.

Die Null im Zahlensystem der Inder und der Araber entspricht dem Nichts. Die Null ist bei uns immer dabei, ob als Mittelpunkt des Kreises oder als Medium aller Ordnungen rückt sie in die Zahlen unserer Maße einfach ein. Sie tritt in arhythmetischen Operationen auf, und wenn man sich darüber Gedanken macht, dann fängt man an zu ahnen, welche Wirkung ein »Nichts« entfalten kann.

Wenn wir dann von Fortschritt reden und sehen, ja hier entsteht der Fortschritt aus dem Nichts, dann ist die Frage, wohin schreiten wir denn fort. Schreiten wir vom Nichts hinweg oder schreiten wir aus der Null ins Nichts? Das Nichts war zu allen Zeiten, auch nach SILVESTER II., etwas Eigenartiges. Schon im Mittelalter ist die Null von vielen als ein Teufelswerk erachtet worden. Unheimliche Schatten lassen sich auch heute, nach fast einem Jahrtausend, nicht einfach von der Hand weisen. Hier wurde an Zahl und Maß unmittelbar getastet, an das Fundament einer Welt von statischen und dynamischen Werken, in deren Endphase wir ja schon eintreten.

KARL MENNINGER hat in seinem Werk »Zahl, Wort und Ziffer – Eine Kulturgeschichte der Zahl« geschrieben: »Die Null ist ein Zeichen, das da sein muß, um auszusagen, daß nichts da ist.« Er führt in seinem Buch eigentlich den Leser mit seinen Augen in eine Richtung, die hinter dem Schleier der Zahlenwelt liegt und es bleibt auch meinem Leser überlassen, sich hier Gedanken zu machen.

PYTHAGORAS, dem berühmten griechischen Philosophen, wird folgender Satz zugeschrieben: »Die Zahl ist das Wesen der Dinge.« Es handelt sich

dabei nur um Fragmente, die von seinen Schülern überliefert worden sind.
So ist Jupiter als Planet dem höchsten Gott zugeeignet und spielt dessen eigentümliche Macht wider. Und ihm, Jupiter, ist die »Eins« zugeordnet. Welche andere Ziffer käme auch für ihn infrage. Und sie spiegelt eine eigentümliche Macht. Hier werden Zahlen plötzlich zur Verkörperung einer mythisch-belebten Welt.
Wir sollten es heute wahrnehmen, daß unsere gesamte Technik sich ungeheuer stark an den Zahlen orientiert, an unseren arabischen Zahlen, unter denen die Null ja eine wichtige Rolle spielt. Wir gehen ja sogar unter die Null, bspw. 0,1, 0,001. Dabei wird es auch verständlich, daß Papst Silvester seinerzeit als Zauberer verrufen war. Man sagt ihm nach, er sei in der Lage gewesen, Unterweltschatten heraufzubeschwören.

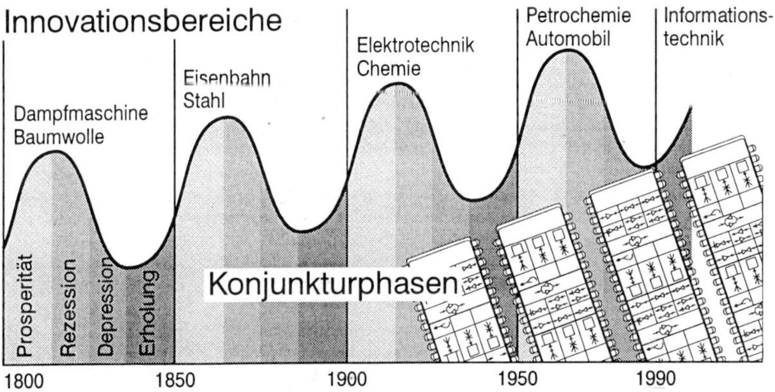

Innovationsbereiche der Technik mit den Wellen der Konjunktur.

Wenn wir hier eine Brücke zur Technik bauen, so muß ich noch einmal sagen: Die Null ist ein Zeichen, das da sein muß, um auszusagen, daß nichts da ist.
Bewußt habe ich das wiederholt. Wir sollten uns jetzt daran machen über die Technik nachzudenken, über den Fortschritt der Technik, wobei natürlich Physik, Chemie und alle Mathematik mit herangezogen werden müssen, um das Ganze zu begreifen. Revolutionäre, ja fast reformatorische Systemveränderungen liegen hier vor und haben sich bei uns in der Technik manifestiert.
Und hierin liegt auf der einen Seite diese unglaubliche Faszination der Technik im modernen Bereich, ja bis zur Gentechnik hin, wo wir auch

wieder an Papst Silvester denken müssen, der angeblich Unterweltschatten heraufbeschwört hat. Hier sind wir wieder an dieser Grenze. Begonnen hat alles das zu einer Zeit, in der auch HAHNEMANN seine revolutionären Ideen hatte, wenngleich auf einem ganz anderen Gebiet.
Auch er hat mit Zahlen gearbeitet, aber mit Zahlen im immensurablen Bereich. Sich darüber Gedanken zu machen – das kommt, wenn man sich viel mit HAHNEMANN beschäftigt.

V.
Politik, Geschichte und Kulturgeschichte zu Lebzeiten Hahnemanns

1. Historische und politische Strömungen

»Ausführlich zu schildern, was sich niemals ereignet hat, ist nicht nur die Aufgabe des Geschichtsschreibers, sondern auch das unveräußerliche Recht jedes wirklichen Kulturmenschen.«

OSCAR WILDE

Wir dürfen nicht vergessen: durch die unendliche Tiefe des Weltenraumes wandern noch zahllose Sonnen mit ihren Planeten. Alle sind leuchtende Gedanken Gottes. Es sind unzählige Instrumente, auf denen der Schöpfer spielt. Alle sind sicher glücklich. Aber ein Stern ist dabei und die da wohnen, nämlich die Menschen, die machen nicht den Eindruck, als ob sie glücklich wären. Oder hat der Liebe Gott diesen Stern »Erde« (Terra) vergessen? Oder hat der Herrgott ihm vielleicht eine riesige Glorie verliehen, durch die er sich aus eigener Kraft zur Seligkeit emporringen muß?

Nun, eines wissen wir inzwischen, daß unser Stern, auf dem wir leben, mit einer der winzigsten Sterne ist, die im All, im Weltraum wandern auf vorgezeichneten Bahnen. Und einen winzigen, wirklich sehr kleinen Bruchteil dieser Geschichte und diesem so winzigen Stern, den möchte ich versuchen hier zu erzählen. Auch wieder im Hinblick auf CHRISTIAN SAMUEL HAHNEMANN und seine Zeit, in der er lebte.

Das eine, was ich dazu sagen will, ist das Wesen der Geschichtsschreibung. Nun, damit habe ich wie jeder etwas im meinem Hirn, doch will ich es nicht niederschreiben. Denn die Geschichtsschreibung, wie wir sie kennen, hat sowohl einen künstlerischen als auch einen moralischen Charakter. Einen wissenschaftlichen Charakter, den kenne ich nicht, darum brauche ich mich auch nicht daran zu halten.

Wenn ich davon spreche, daß Geschichtsschreibung Philosophie dessen ist, was in bestimmten Jahren geschehen ist, dann möchte ich dazu nur sagen: jegliche Äußerung ist überflüssig. Denn alle Dinge, die sich in dem Zeitraum in dem HAHNEMANN lebte (1755–1843) ereigneten, sind ja Philosophie.

Mich interessiert in diesem Zusammenhang vielmehr die Idee, danach zu forschen, was in dieser Zeit verborgen ist. Denn viele Dinge bekommen ja erst viel später ihren wahren Sinn. Heute noch gibt es unendlich viele geheime Naturkräfte, die darauf warten, sehr geduldig warten –, bis einer kommt und den Gedanken in ihnen erlösen kann.

Daß in der Welt viele Dinge geschehen, das ist nichts Besonderes. Das ist nicht das Wichtigste und es ist alles, daß diese Dinge gewußt werden.

Man hat sich daran gewöhnt, wenn wir uns die große Weltgeschichte ansehen, daß drei verschiedene Arten der Geschichtsschreibung zu unterscheiden sind: Eine *erzählende*, die einfach die Begebenheiten berichtet; eine pragmatische oder eine *lehrhafte* Geschichtsschreibung, die die Ereignisse durch Motivierung verknüpft und zugleich Nutzanwendungen aus ihnen zu ziehen versucht; aber auch eine *entwickelnde*, die darauf abzielt, Geschehnisse als einen organischen Zusammenhang oder Verlauf darzustellen.

Bei der erzählenden Geschichtsschreibung, der es in erster Linie um anschauliche Berichte zu tun ist, überwiegt das ästhetische Moment. Bei der pragmatischen Darstellung kommt es auf die Nutzanwendung an, die die Moral der Sache im Auge hat. Da spielt das ethische Moment eine Hauptrolle.

Bei der Methode, die eine geordnete, dem Verstand unmittelbar einleuchtende Abfolge aufzuzeigen versucht, dominiert das logische Moment. Dementsprechend haben auch die verschiedenen Zeitalter, je nach seelischer Grundstruktur, immer eine dieser Formen bevorzugt.

Die Antike, in der die reine Anschauung am stärksten entwickelt war, hat die Klassiker der erzählenden Geschichtsschreibung hervorgebracht. Das 18. Jahrhundert mit seiner Neigung, alle Probleme einer moralisierenden Betrachtungsweise zu unterwerfen, hat die glänzendsten Exemplare der pragmatischen Richtung aufzuweisen.

Und im 19. Jahrhundert, auch schon bis zu der Zeit als Hahnemann starb, herrschte die Tendenz vor, alles zu logisieren, in reine Begriffe und Rationalitäten aufzulösen.

Jede dieser Behandlungsarten in der Geschichte hat ihre besonderen Vorzüge und Schwächen. Aber eines ist klar, daß bei jeder von ihnen ein bestimmtes Interesse das treibende Motiv bildet, ob sie ästhetisch, ethisch oder logisch ist. Entscheidend bleibt immer das: Was ist interessant? Das ist ein Gesichtspunkt, der nicht unbedingt so subjektiv sein muß, wie er aussieht. Es herrschen über ihn, zumindest im gleichen Zeitalter, große Übereinstimmungen.

Schauen wir uns nur ein Jahrhundert vor Hahnemanns Geburt an. Der Westfälische Friede machte Deutschland fast zu einem Binnenland. Keine deutsche Strommündung war mehr in deutschem Besitz. Der Rhein war holländisch, die Weichsel polnisch, Oder, Elbe und Weser waren schwedisch. Um die Ostsee stritten sich Dänen, Schweden und Polen, um die Nordsee Franzosen, Holländer und Engländer. Für Deutschland war damals kein Platz mehr. Von Regieren war damals auch keine Rede.

Von dem damaligen schwedischen Kanzler Oxenstierna stammt der

weise Ausspruch: »Weißt Du denn nicht mein Sohn, mit wie wenig Verstand die Welt regiert wird?«
HEGEL sprach 50 Jahre später davon, daß die Regierung nichts anderes als eine konstitutierte Anarchie sei.
Immer mehr kommt in den Vordergrund der große, allmächtige Minister mit seinen allwissenden Gesandten und Sekretären, der dann auch mit allen Ränken, Finessen und Finten der Geheimdiplomatie vertraut war.
An die Stelle des Hoftheologen, der bis dahin eine große Rolle spielte, tritt jetzt der *Hofjurist*. Wobei jener sich durch besonders gehässige Intoleranz hervortut und zwar am stärksten im lutherischen Lager, sowohl gegen helvetische, als auch gegen die römische Lehre.
Damals erhielt das Wort politisch, was also von Politik kommt, jenen Nebensinn von versiert, gerieben, diplomatisch, weltläufig, den es auch noch heutzutage in der Sprache besitzt.
Ein »politischer«, geistreicher Kopf, das war einer, der sich darauf verstand alle Mitmenschen geschickt zu behandeln, sie zu gebrauchen, pfiffig zu sein, alles zu seinem Vorteil zu wenden und sich in alle Verhältnisse charakterlos einzuschmeicheln. Kurz jene Gaben zur Geltung zu bringen, mit denen man die Welt zu allen Zeiten immer wieder beherrschen konnte, und man Karriere zu machen pflegte.
In Deutschland wurde der fremdländische Einfluß immer größer. Es heißt so schön in der Geschichtsschreibung, mit diesem Streben nach äußerer Nobilitierung bei fortdauernder innerer Vulgarität könne sich der *Servilismus* ankündigen, der bald zur hervorstechenden Signatur des sozialen Lebens werden sollte.
Während die Franzosen sich schon damals leicht, anmutig und natürlich gaben, so versuchte man in Deutschland auf eine plumpe, philisterartig-abgeschmackte Weise alles nachzuahmen. Man huldigte einem gewissen Aristokratismus. Es ging auch recht witzig zu. Wenn man in Jena den Studenten verbot, Degen zu tragen, dann machten sie sich den Witz, die Degen sich auf Karren nachfahren zu lassen. Den Zahnstocher häufig zu benutzen, war zu dieser Zeit auch üblich geworden.
Die Welt suchte bei allen Dingen Unterscheidungen und Definitionen. Gehen wir jetzt in dieses Jahrhundert hinein, in dem HAHNEMANN 1755 geboren wurde, dann müssen wir daran denken, daß diese Zeit es verstanden hat, Wissenschaft und Philosophie zu einem erlesenen Reizmittel zu machen. Ein Genußmittel, das man einschlürfen konnte wie einen Aperitif, der den Gaumen kitzelt. So verfuhr man eigentlich auf allen Gebieten, das Leben zu einem ununterbrochenen Genuß zu machen.
HAHNEMANN wurde geboren als FRIEDRICH DER GROßE seinen 3. Schlesischen Krieg führte, 1756 beginnt er. Seine Methode der Kriegsführung

war ein Novum, originell, also auch interessant. Eine Schlachtordnung, wie sie einst bei den Spartanern eine Rolle gespielt hatte, hier war sie plötzlich wieder zu Ehren gekommen. Seine Meinung war – und damit wurde er ein Vorbild NAPOLEONS – »meine drei Angriffe sind nachdrücklich, schnell und von allen Seiten zugleich.«

Es ist bei FRIEDRICH DEM GROßEN, aber eigentlich dem ganzen Zeitalter, in dem HAHNEMANN groß wurde, so, daß sich scheinbar Barock und Aufklärung seltsam mischen und diese Signatur vom ganzen Zeitalter getragen wird. Auch auf dem Gebiet der exakten Wissenschaften herrscht noch im wesentlichen die große Barocktradition einer halb spielerischen Freude an vorwiegend theoretisch orientierten Experimenten und Entdeckungen vor.

Es ist die Zeit, in der BORELLI die Knochen als Hebel, an denen die Muskeln befestigt sind, bezeichnete. Und BAGLIONI verglich die Blutzirkulation mit der Tätigkeit einer hydraulischen Maschine, die Respirationsorgane mit einem Blasebalg und die Eingeweide mit einem Sieb, das die wichtigsten Sachen herausholen sollte.

Man war sich auch nicht ganz darüber im klaren, wie es zu einer Verbrennung kam, da der Sauerstoff erst 1771 von BRISTLE und SCHEELE entdeckt wurde. Das fand zunächst keine Anerkennung. Die Grundsätze der Biochemie herrschten eigentlich noch weiter. ALBRECHT VON HALLER, der führende Physiologe seines Zeitalters, gründete die gesamte Medizin auf die Theorie von der Irritabilität, in dem er lehrte, daß sämtliche Krankheiten aus der Steigerung oder Herabsetzung der normalen Reizfähigkeit zu erklären und dementsprechend mit schwächenden oder erregenden Mitteln zu behandeln seien.

Die Physik blieb auch weiterhin unter dem Einfluß NEWTONS. Unter diesem Einfluß hat auch KANT mit seiner KANT-LAPLAEL-Theorie allgemein akzeptierte Erklärung der Entstehung des Sonnensystems publiziert.

Der erfolgreichste Naturforscher dieses Zeitraumes war ja wohl der Schwede CARL VON LINNÉ, der ein sehr komplettes »Systema naturae« entwarf. Sein Hauptverdienst besteht darin, daß er die Nomenklatur streng durchführte, in dem er sämtliche Pflanzen und Tiere mit je zwei lateinischen Namen bezeichnete, von denen der erste die Gattung, der zweite die Art angab. Auch die Mineralien beschrieb er in ähnlicher Weise.

Es war aber auch eine Zeit, in der von Pflanzen geredet wurde, bei denen mehrere Staubgefäße mit einem gemeinsamen Fruchtknoten im Konkubinat lebten und so die Annahme erklärt wurde, daß skandalöse Zustände nicht nur bei den Blumen herrschten, sondern damit auch Gott verleumdet wurde, der nie eine solche abscheuliche Unzucht zulassen könne.

Ein Petersburger Botaniker schrieb zu dieser Zeit, daß ein so unkeusches System der studierenden Jugend nicht mitgeteilt werden dürfe!
Für die Aufklärung ließe sich behaupten, daß die Jahre von der Mitte des Jahrhunderts bis 1770 das stärkste und weiteste Machtgebiet aufgebaut haben, das in dem darauffolgenden Vierteljahrhundert, etwa bis 1795, von revolutionären Strömungen in der Vorherrschaft abgelöst wurde und daß in den beiden letzten Jahrzehnten des Zeitraumes von 1795 bis etwa 1815 der Klassizismus zu vollem Sieg gelangte.
Auf dem Gebiet der politischen Geschichte machte das Weltereignis der Französischen Revolution eine deutliche Zäsur, die die Periode in zwei ziemlich verschiedene Hälften teilt. Der Siebenjährige Krieg bedeutet in Europa einmal die Gelegenheit für FRIEDRICH DEN GROßEN seine Genialität aufs glänzendste zu entfalten, den Völkern ein Schauspiel – wie sie es seit Jahrhunderten nicht erlebt hatten – sodann war es aber auch ein »erster Weltkrieg« im modernen Sinne, denn er wurde gleichzeitig in vier Weltteilen geführt. Das eigentliche Kampfobjekt waren die Kolonien. Während man um einige preußische Länder zu streiten glaubte, ging es in Wahrheit um unermeßlich reiche und ausgedehnte Gebiete in Ostindien, Nordamerika; Kanada wurde erobert. Ein Zusammenhang, den nur englische Staatsmänner voll begriffen haben. Überall in Europa und auf außereuropäischen Kriegsschauplätzen standen sich immer wieder England und Frankreich gegenüber. Rußland griff an. Österreich, Spanien waren auf seiner Seite; Holland und die englischen Seestreitkräfte waren überall siegreich. Immer wenn ein Frieden geschlossen wurde, fielen ganze Ländereien an das eine oder andere Land. Frankreich hat an England Kanada abgegeben, während sich die westliche Hälfte von Louisiana an Spanien anhängte und damit aus Amerika verdrängt wurde.
Die Haltung Rußlands wurde während aller dieser Kriege immer durch die subjektiven Gefühle seiner Herrscher bestimmt. Aber auch in anderen Ländern war es so. ELISABETH haßte FRIEDRICH DEN GROßEN, der sie ja eine gekrönte Hure genannt hatte und griff sogleich in den Krieg ein. PETER III. war ein glühender Bewunderer des Königs und verbündete sich mit ihm. KATHARINA hatte für ihn weder Abscheu noch Verehrung und blieb daher neutral. Auch Schweden blieb untätig. Das Reich erklärte sich ebenfalls gegen FRIEDRICH, brachte jedoch nur eine elende Armee zusammen, die dem Bund mehr schadete als nützte. Und Sachsen lauerte unter heuchlerischen Neutralitätsversicherungen auf den Moment des Eingreifens, wurde aber gleich am Anfang von FRIEDRICH beim Ausbruch der Feindseligkeiten besetzt und als preußisches Gebiet behandelt.
Die Tatsache, daß FRIEDRICH II. sich in diesem Verteidigungskampf behauptete, findet in seinen außerordentlichen strategischen organisa-

torischen Fähigkeiten eigentlich keine Begründung. Was wir hier die großen Ereignisse nennen, sind im Grund und zumal bei schöpferischen Menschen nichts als Verlängerungslinien der Persönlichkeit, die in die Außenwelt projiziert werden, zu Tatsachen geronnene Charaktereigenschaften. Das Genie schreitet durch die Welt als rätselhaftes Wesen und als Ausstrahlung einer überwältigenden anonymen Kraft, die ihm selbst nicht selten Schauder einflößt.

So haben Goethe, Michelangelo, Beethoven sich auf gewissen Höhepunkten ihres Lebens empfunden und so sehe ich auch heute Hahnemann in dieser Zeit. Dessen Ausstrahlung, dessen Fatum, ja dessen schöpferisches Handeln nichts als Verlängerungslinien seiner Persönlichkeit waren, zu Tatsachen geronnene Charaktereigenschaften, von denen wir wissen, daß sie diese Macht hatten.

Wie fast alle geschichtlichen Persönlichkeiten aus dieser Zeit steht Friedrich der Große an der Wegscheide zweier Zeitalter, indem er eines abschließt und das andere öffnet. In ihm vereinigt sich der Absolutismus, die Artistik des Rokkoko mit dem Liberalismus und der Naturalistik der Aufklärung.

2. Kulturgeschichtliche Einflüsse zur Zeit Hahnemanns

Finden wir hier bei der Schöpferkraft eines HAHNEMANN nicht ähnliche Dinge? Wir können sie eine *naive Schöpferkraft* nennen, aber er ist für neue Phänomene – wie FRIEDRICH DER GROßE, aber genau so auch wie DIDEROT, VOLTAIRE und NICOLAI – aufgeschlossen. Er bringt neue Phänomene, auch wenn man Gleichaltrige nicht findet oder keinen von denen, der Verständnis dafür aufbrachte.
Wir haben noch einen aus dieser Zeit, der HAHNEMANN irgendwo geographisch sehr nahestand. Es war LESSING, der im Grunde auf seinem Gebiet ähnliches vollbrachte wie FRIEDRICH DER GROßE. Er hat nach mehreren Fronten zäh und erfindungsreich gekämpft und sich siegreich behauptet, und das Reich in dem er herrschte, zu einer europäischen Großmacht erhoben.
War es nicht ähnlich mit HAHNEMANN, der nach mehreren Fronten hin immer wieder erfindungsreich kämpfend, zäh sich durchsetzend, sich schließlich heute immer deutlicher werdend, siegreich behauptet?
Schauen wir uns die Adeligen der damaligen Zeit in Preußen oder in Frankreich an. In diesem Zeitalter waren sie auf wirtschaftlichem Gebiet nicht nur unfähig, sondern auch ungebildet. Sie wußten nur, daß Geld nötig ist, um es auszugeben. Geld war nötig, aber für sie selbstverständlich und wie Luft, dabei offenbar genau so leicht zu beschaffen und wertlos.
Der seelische und der geistige Halt – Esprit – spielte hier eine Rolle und war die Seele der ersten Hälfte des 19. Jahrhunderts.
Denken wir an die Musik, an die Literatur, an die Philosophie. Was auch immer in der Kunst getan wurde, läuft in diese Richtung.
In der gleichen Zeit finden wir ähnlich unglaubliche Ausstrahlungen im mathematischen Bereich, ausgehend von LEONHARD EULER, der von FRIEDRICH DEM GROßEN und KATHARINA lebhaft gefördert wurde und der die Algebra einführte. Bedeutend sind auch die ersten Pockenschutzimpfungen von JENNER. Ein ungeheueres, weltumspannendes Werk. KANT nannte die Pockenschutzimpfung nur eine »Impfung der Bestialität«. Die Pocken waren damals eine der verbreitetsten Krankheiten. Es wurde 1799 die erste Impfanstalt eröffnet.
Die Zeit war aber auch für die Physik, Mathematik und Chemie eine Zeit des Fortschritts, wo man in der Botanik, der Biologie, der Metamorphosen der Pflanzen immer mehr Beachtung schenkte. Da kam aber auch das Urphänomen, die Philosophie heraus und wir finden sie jetzt am

Anfang des 19. Jahrhunderts, dem »Siécle philosophique«. Man sucht allenthalben nach der Idee der Dinge, aber auch nach der Idee, die erscheint. Hier kommen wir ja an diese moderne naturwissenschaftliche Situation der Meßbarkeit, Wägbarkeit und Reproduzierbarkeit.

In jener Zeit gab es auch viele Juden, die geniale Künstler waren. Die Juden sind, wie wir bei FRIEDELL nachlesen können, das Volk der äußersten Polarität: Keine Nation hat eine solche Spannweite, sie sind die beharrlichsten Stützen des Kapitalismus, aber auch die engagiertesten Vorkämpfer des Sozialismus. Sie sind die Erfinder der Gerichte und des Pfaffentums und die leidenschaftlichsten Prediger der Freiheit und der Toleranz. Sie sind im europäischen Kulturkreis die ersten gewesen, die das Evangelium verbreitet haben und die einzigen geblieben, die es bis zum heutigen Tag verleugnen. So haben sie auch den Schöpfer des Monotheismus hervorgebracht, den stärksten Verneiner des Monotheismus, MOSES und auch SPINOZA.

SIEGMUND FREUD sagt am Schluß seines Aufsatzes »Die Widerstände gegen die Psychoanalyse«: »Es ist vielleicht kein bloßer Zufall, daß der erste Vertreter der Psychoanalyse ein Jude war. Um sich zu ihr zu bekennen brauchte er ein ziemliches Maß an Bereitwilligkeit, das Schicksal der Vereinsamung in der Opposition auf sich zu nehmen, ein Schicksal das den Juden vertrauter ist als allen anderen.«

Sie sehen von dieser Seite her eine sehr starke Infiltration jüdischen Kampfgeistes, aber auch jüdischer Aktivitäten und Kreativitäten, die in die Zeitgeschichte einflossen.

Die Politik in Deutschland hat zu jener Zeit, zu Beginn des 18. Jahrhunderts, Formen angenommen, die der heutigen Determination in der Physik eine große Ähnlichkeit haben. Die teilweise unverständlich sind, Unverständlichkeit wie wir sie aber auch bei HAHNEMANNS Ideen finden. Hier kommen wir wieder zu dem Ergebnis, eine Zeit vor uns zu haben, die in ihren Bewegungen die einzelnen mitreißt, wo aber auch die einzelnen mit ihren revolutionären und abenteuerlichen Ideen teilweise die ganze Zeit vorwärtsreißen.

Ein Zeitgenosse war ja auch GOETHE. Obgleich schon sechs oder sieben Generationen vorübergegangen sind, bleiben uns wenige Gestalten der Literaturgeschichte so nah vertraut und intim bekannt, wie gerade seine Gestalten. Seine Biographie und seine Geschichte aus allen Tagen. Nirgends spürt man Distanz, er war immer ein warmer, lebenssprühender Mensch, wenn auch sehr, sehr krank. Er war eine sonderbare Mischung aus einem Asketen der Arbeit und einem Epikuräer. Er hatte Freude an schönen Kleidern, gutem Essen, aber er liebte einen grandseigneurartigen Luxus mit einer unglaublichen Leidenschaft für schöne Formen, großartige Verhältnisse, auch für schöne Frauen.

Die Ausdrücke, die ihm nachgeworfen wurden, wo immer er auch auftrat: »ein gesellschaftlich unmöglicher Mensch, Desperado, Taugenichts, Outlaw, Schmarotzer, Hungerleider, auch Trunkenbold«. All solches warf man ihm vor, nur weil sein Genie so stark wirkte, schon zu seiner Zeit.

Einer, der zu seiner Zeit immer wieder verurteilt wurde, das gilt auch für HAHNEMANN, der 1810 im »Organon der rationellen Heilkunde« in der 2. Auflage bereits das »Organon der Heilkunst« nannte. Entgegen dem Grundsatz GALENS statuierte er das Prinzip »similia similibus curentur«: »Wähle um sanft, schnell, gewiß und dauerhaft zu heilen und bei jedem Krankheitsfall eine Arznei, die ein ähnliches Leiden (homoio-pathos) für sich erregt haben als sie heilen sollen.« Hierfür brachte er zahlreiche praktische Beispiele.

Außerdem gelangte er zu der Überzeugung, daß Medikamente nur in einer außerordentlichen Verdünnung zu verabreichen seien, die er Potenzen nannte, Verschüttelungen. Jede dieser Potenzen schrieb er nun eine Reihe von Wirksamkeiten zu, oft bis zu 1000 Nummern, bei Salz, bei Sulfur zum Beispiel. Nach dem Grundsatz: »Similia similibus curentur« verordnete er gegen jedes Leiden das Mittel, das Leiden erzeugt und so gab es Arzneien gegen alles. Nicht nur gegen Schmerzen, Ungeschicklichkeit, auch gegen wollüstige Träume, gegen Neid und gegen unglückliche Liebe.

Trotz aller solcher, damals viel angegriffener Gedanken, kann man wohl sagen, daß die Homöopathie auf einem gesunden und tiefen Gedanken beruht. »Arzneistoffe sind nicht tote Substanzen im gewöhnlichen Sinn«, so sagt HAHNEMANN, »vielmehr ist ihr wahres Wesen bloß dynamisch-geistig lauter Kraft.«

Die homöopathische Heilkunst entwickelt zu ihrem Zweck geistartige Arzneikräfte. Nicht zu verwechseln mit Okkultismus!

Die materialistische Medizin, die das 19. Jahrhundert beherrschte, erblickte im menschlichen Körper einen bloßen Chemismus und Mechanismus, also eigentlich etwas Totes. Und dementsprechend sind Medikamente bloß physikalische Möglichkeiten. Die Homöopathie sieht in ihnen ein magisches Kräftespiel mit Eigenwillen und Zweckidee und demgemäß in der Therapie einen seelischen Eingriff. Daher das »Similia similibus curentur«: Es hat geheimnisvolle Verwandtschaften und Affinitäten. Sie sollen zur Hilfe im Genesungskampf aufgerufen werden, die Krankheit durch Krankheit geheilt werden, durch jenen gesteigerten Ausnahmezustand in dem der Organismus seine letzten Energiereserven und Regulationsreserven einsetzt.

Die Homöopathie hatte nicht zufällig GOETHE, NOVALIS, KLEIST, FICHTE, SCHELLING, LESSING und andere zu Zeitgenossen. Sie ist eine Medizin dieser Zeit, die auch heute noch ihre Wirksamkeit hat.

Der teilweise auch in der Homöopathie herrschende romantische Geist hat natürlich seinen größten Ausdruck in der Musik gefunden, was schon beschrieben worden ist.
Ganz gleich ob wir von ROSSINI sprechen, von SCHUBERT, MOZART, ob wir Gedichte EICHENDORFFS heraussuchen oder KREUTZERS »Nachtlager von Granada.«
E. T. A. HOFFMANN, der faszinierende Entdecker der Pathologie des Alltags und der Unwirklichkeit des Philisters, jenes merkwürdige Universalgenie, das der Geschichte der Tonkunst und Malerei ebenso angehört wie der Literaturgeschichte, aber auch ein Denker im medizinischen Bereich, er hat den Geist seiner Zeit ebenso dargestellt.
HEGELS Geschichte der Philosophie folgt demselben Schema, wie die Philosophie der Geschichte. Sie ist die Entwicklung der Selbsterkenntnis des menschlichen Geistes, deren einzelne Stufen die vielen geschichtlichen Philosophien sind. Auch die großen Zeiten der Geschichte, der Politik werden leicht vergänglich, alles notwendig im Gang der immer selbstbewußter werdenden Vernunft: »Jede Stufe hat im wahren System der Philosophie ihre eigene Form: Nichts ist verloren, alle Prinzipien sind erhalten, indem sie letztlich die Philosophie die Totalität der Formen ist.« Diese letzte Philosophie, die Totalität der Formen, ist jedoch nicht ein ideales Postulat, ein unerreichbares, nur in unendlicher Annäherung zu erstrebendes Ziel unseres Geistes wie das »vollendete Reich der Wissenschaft« bei KANT, sondern leibhaftig erschienen und in Fleisch geworden in GEORG WILHELM FRIEDRICH HEGEL.
HEGELS Philosophie hat sich selbst an ihm bewahrheitet, in dem sie gegen ihn selber recht behielt. Und HEGELS Philosophie ist auch eine Philosophie der Homöopathie wie wir sie im letzten Kapitel dann nachlesen können. Er ist der letzte und souveränste Meister der deutschen Ideen-Romantik.
Gut, die heutige Zeit hat ihn gestürzt, aber wenn wir es genau nachlesen »im Namen HEGELS.«
HAHNEMANN mit seinen Gedanken stand HEGEL sehr nahe.

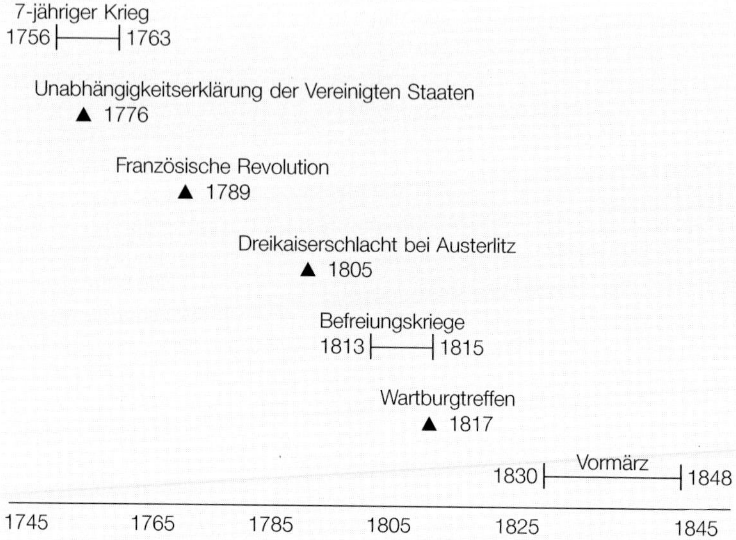
7-jähriger Krieg
1756 1763
Unabhängigkeitserklärung der Vereinigten Staaten
▲ 1776
Französische Revolution
▲ 1789
Dreikaiserschlacht bei Austerlitz
▲ 1805
Befreiungskriege
1813 1815
Wartburgtreffen
▲ 1817
Vormärz
1830 1848
1745
1765
1785
1805
1825
1845

VI.
Philosophische Grundlagen der Homöopathie

1. Ohne Philosophie keine Wissenschaft

»Staunen ist der erste Grund der Philosophie.«

ARISTOTELES

1.1 Philosophische Erklärung der Homöopathie

Ein Patient kommt zum erstenmal zu einem homöopathischen Arzt. Er wird sich darüber wundern, wie viel Zeit sich der Arzt für ihn nimmt. Er will alles wissen, nicht nur die Beschwerden des Patienten, sondern bis ins kleinste Detail bei Symptomen fragt er nach, die anscheinend mit den Beschwerden, wegen denen der Patient eigentlich kommt, gar nichts zu tun haben.

Ist dann alles aufgeschrieben, überlegt und vieles nachgefragt, beginnt noch eine lange Arbeit. In dem einen oder anderen Buch, in einem Repertorium vielleicht, oder einer Arzneimittellehre wird nachgeschlagen, um im Endeffekt dem Patienten ein, zwei oder drei kleine Kügelchen auf die Zunge zu geben oder als Tropfen bzw. als Tabletten aufzuschreiben. Dazu gibt es noch diätetische Anordnungen was Essen und Lebensweise anbelangt. Eine eigenartige, sonderbare Bewertung der Symptome, mitunter befremdende diätetische Vorschriften und einen fast ans Wunderbare grenzenden Anspruch, den zu erfüllen sich klassische Homöopathen vieler Länder und Kontinente befleißigen: »Diese kleinen Kügelchen sollen alle Beschwerden beheben, den Patienten sogar wieder gesund machen!«

Alle homöopathischen Ärzte berufen sich, was ihr praktisches Vorgehen als auch ihre Position angeht, auf den vor 150 Jahren verstorbenen deutschen Arzt SAMUEL HAHNEMANN, der seinerzeit eine neue Heillehre begründet hat, die er Homöopathie nannte. In einer Zeit, in der sich die moderne Naturwissenschaft in ihrem materialistisch-quantitativem Umgang mit der Natur von der Raumfahrt bis hin zur Gentechnologie schlichtweg als erfolgreich erweist, scheint es anachronistisch zu sein, von einer »geistartigen« oder gar »dynamischen« Wirkung einer homöopathischen Hochpotenz zu sprechen. Letztlich läßt sich in einem solchen Arzneimittel chemisch kein Wirkstoff mehr nachweisen. Ist die Behauptung der Homöopathen daher nicht sehr arrogant und nicht fast okkult?

Wenn man aber andererseits eine Wirksamkeit erlebt oder eine Heilung in einer Situation, wo kein Wirkstoff mehr da ist oder wenn man ihn sogar ausschließen könnte, (zumindest nach heutigen Gesichtspunkten)

ist die Homöopathie doch eine umstrittene Tatsache, wenn nicht sogar mit den Augen der Naturwissenschaft und der Universität etwas Obsoletes!
Es gibt keine Heilkunde, es gibt überhaupt keine Wissenschaft (auch die Medizin nennt sich Wissenschaft), die nicht auch eine philosophische Erklärung besitzt. Beim Bezug auf klassische Philosophen fällt auf, wenn man HAHNEMANN genau studiert, daß er namentlich zwar SOKRATES, PLATO, ARISTOTELES, DESCARTES und LEIBNITZ in seinen Schriften erwähnt, sich aber nicht auf sie bezieht. In Briefen lesen wir außerdem, daß er seine Verehrung KANT gegenüber ausdrückt. KANT hat genau wie HAHNEMANN das HORAZ-Wort (aus den 2. Briefen von Horaz) »Sapere aude« über seine Werke geschrieben (Horaz, Epistolae libre 1, 2–40). Da steht aber zu lesen *»sapere aude, incipe«*, also nicht nur denken, nicht nur Mut haben, sondern handeln.
Auch LESSING hat die Worte »sapere aude« als Epitaph über seinen Werken stehen. LESSING besuchte dieselbe Schule wie HAHNEMANN, das St. Afra-Gymnasium in Leipzig. Ihm zu Ehren, er war jung schon sehr berühmt, hatte man »Sapere aude« über die Tür des Gymnasiums in Steinmetzarbeit eingemeißelt. Es ist heute noch zu sehen. HAHNEMANN als doch sehr dickköpfiger, manchmal auch starrköpfiger Mensch hat das umgeändert, er hat »Aude sapere« geschrieben. Für ihn war das Wagnis genauso wichtig wie das Weise-sein.
SCHELLING bekundete er Respekt und Verehrung, das können wir in seinen Schriften nachlesen. Gegen die sogenannten »Naturphilosophen« polemisierte HAHNEMANN im allgemeinen, aber ohne sie genau zu differenzieren. Insgesamt wird man in HAHNEMANNS Schriften die klassischen Philosophen vergeblich suchen, weswegen das Hauptgewicht der hier vorliegenden Arbeit auf die Untersuchungen der HAHNEMANNschen Gedanken gelegt werden muß.
Obwohl er von den Meisterphilosophen – und er hat sie fast alle gelesen – und ihren Werken unbefriedigt blieb, fühlte sich HAHNEMANN, der in JEAN PAUL einen »seltenen Doppelkopf von Philosophie und Gelehrsamkeit« sah, zur Philosophie immer hingezogen. Er selbst drückte es folgendermaßen aus: »Die Philosophie bleibt das Höchste, wonach zu streben dem menschlichen Geist der Drang eingeimpft ist. Die Philosophie ist nicht nur die höchste aller Wissenschaften, sondern auch das Element aller anderen. Ohne Philosophie kann keine Wissenschaft bestehen, sonst sinkt sie zum Handwerk oder zur Hilfsdisziplin herab. Vor allem anderen aber auch die Medizin!« (Nachzulesen bei HAEHL in: S. Hahnemann, Sein Leben und Schaffen.)
Das heißt also, wir müssen uns an HAHNEMANN halten. Wir müssen auch bei ihm in seinem Denken und seinem ganzen Vorgehen uns ein Bild

machen wie die Philosophie in seiner Heillehre aussieht. Daß ein Phänomen, über das man sich zunächst nicht genug wundern kann, Anlaß zu oft gewagten philosophischen Gedanken und Spekulationen bietet, liegt in der Natur der Sache.

Unter den sogenannten »klassischen« Philosophen war es als einziger HEGEL (1770–1831), ein Zeitgenosse HAHNEMANNS, der über die Homöopathie reflektierte und ihren systematischen Ort in seiner Enzyklopädie bestimmte (Hegel: »Enzyklopädie der philosophischen Wissenschaften im Grundriß«. 1830). Hier finden wir in einer Studie »Für die Krankheit des Individuums« die homöopathische Therapie und die Homöopathie. Darin setzt er sich mit der Homöopathie auseinander.

Daneben finden wir aber in der heutigen homöopathischen Literatur eine Vielzahl philosophischer Ansätze. Ich habe allein 16 verschiedene Interpretationen der Philosophie HAHNEMANNS gelesen, gehört oder diskutiert.

Nach FRÄNTZY ist HAHNEMANNS Wissenschaftsverständnis und damit auch der Wissenschaftscharakter der Homöopathie im Sinne eines apriorischen, gewissen-mathematischen Wissens ohne die Wegbereitung durch den neuen Wissenschaftsbegriff KANTS nicht zu begreifen.

Für KLUNKER beinhaltet – im Gegensatz zur physikalisch-chemischen Vergegenständlichung des Menschen in der naturwissenschaftlichen Arzneitherapie – die Homöopathie eine phänomenologische Auffassung von Dasein und Kranksein des Menschen. Daß sie auch im Sinne von HEIDEGGER und BOSS sowie BUSCHAUER's gesehen werden muß, gelang HAHNEMANN allein durch sein induktiv empirisches Vorgehen in der Vollendung der Hippokratischen Medizin.

FLURY und RESCH sehen die Simile-Beziehung als verbindendes Glied zwischen zwei getrennten Bereichen. Hier kommen wir nahe an ARISTOTELES heran. ORTEGA, das Haupt der mexikanischen Schule der Homöopathie und auch PASCHERO bemühen sich, die Gedanken HAHNEMANNS weiterzuführen mit den chronischen Miasmen. Und KENT, der die Anfälligkeit des Menschen für Psora vom Sündenfall herleitet, geht ja schon etwas ins mittelalterliche Denken hinein.

Die HAHNEMANN-Interpretation von FRITSCHE zeigt anthroposophische Prägung. Und in Indien z. B. bedarf die Homöopathie kaum einer eigenen philosophischen Rechtfertigung und ist trotzdem sehr verbreitet.

Wir müssen aber nach HAHNEMANN gehen und seine Worte hier verwirklichen, in dem das, was er selber sagt auch wirklich eingeführt wird: daß die Philosophie das Höchste bleibt, wonach zu streben dem menschlichen Geist der Drang eingeimpft ist und das vor allem bei der Medizin.

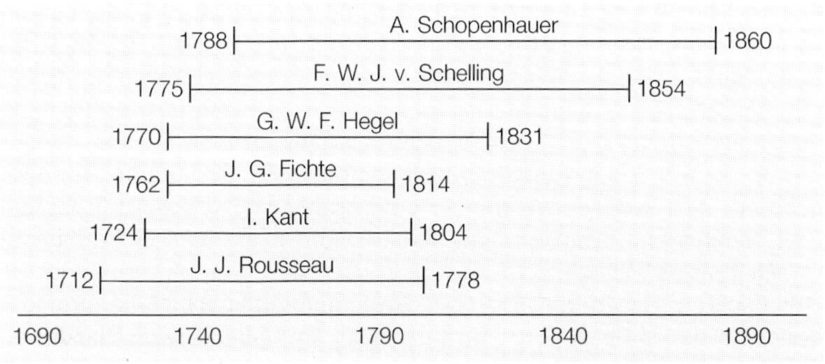

Wenn ich hier über die philosophischen Grundlagen der Homöopathie spreche, dann will ich meine Meinung sagen und nicht die Meinung der anderen hier zitieren. Ich darf Ihnen meine Meinung in der Form darstellen, in der ich neben KANT, der zeitlich kurz vor HAHNEMANN seine Hauptschaffenszeit hatte, mich an andere Zeitgenossen halte (SCHELLING – FICHTE – SCHOPENHAUER) und dessen Grundlagen der Naturphilosophie hier mit einbaue. Das heißt, daß ich gerade von dem Zeitgenossen HAHNEMANNS erwarte, daß er, zumindest in der Denkweise doch sehr ähnlich ist, und uns von dieser Seite die Möglichkeit gibt, HAHNEMANN am allerbesten zu verstehen.

Wenn ich hier versuche, ihn aus seiner Zeit heraus zu verstehen, dann behaupte ich, daß HEGELS Begrifflichkeit am besten als Schlüssel und Interpretationsmöglichkeit für die HAHNEMANNschen Gedanken und Handlungen dienen kann.

Im einzelnen möchte ich HAHNEMANNsche Lebensbegriffe und Vorstellungen von der *Heilung* vortragen, und in HEGELsche Begriffe übersetzen. Dabei können wir nämlich begriffliche Unzulänglichkeiten und Unstimmigkeiten des HAHNEMANNschen Denkens mit Hilfe HEGELS für Begriffe tatsächlich aufheben und sie in die richtige Richtung bringen.

Warum heilt das »Homoion«, das »Ähnliche«? Das ist die Frage. Mit HEGELschen Denkmodellen möchte ich zeigen, daß die homöopathisch gewählte Arznei als die Wahrheit der Krankheit begriffen werden kann.

Die homöopathische Arznei heilt, weil die Arznei dem kranken Organismus seine Krankheit in einem äußeren ähnlichen Objekt darstellt wie in einem Spiegel und erst der Gedanke, daß die Homöopathie eine *Darstellungstherapie* ist, macht HAHNEMANNS Ansatz zur Homöopathie mir erstmalig begrifflich konsistent. Wir können damit erst einmal begreifen und nicht durch eigenartige Redeweisen, die uns wer weiß etwas Theoretisches zeigen und nichts Endgültiges.

HEGEL hat 1770–1831 gelebt. Ich will hier mit einer philosophischen Deutung der Homöopathie nicht etwa den historischen Einfluß des Philosophen HEGEL auf den Arzt sammeln und so HAHNEMANN behaupten. Nein, es handelt sich bei der folgenden Interpretation um eine nach HEGELS eigenem Verständnis, immer von neuem zu leistende Anwendung seiner naturphilosophischen Systematik, auf Ergebnisse und Konzeptionen der empirischen Wissenschaft mit dem Ziel, empirische Konzepte im Sinne einer begreifenden Aufnahme transparent zu machen.

Be-obachten, Be-greifen, Durch-denken und schließlich Handeln. Denken wir an »aude sapere, incipe«. Das sind die wissenschaftlichen Paradigmen, die im Wandel der Zeit verändert werden, aber damals im Vordergrund standen. Hier lassen sich aber, wenn man aufpaßt, erstaunliche und bedenkenswerte Entsprechungen von Grundstrukturen feststellen, die die Zeitgenossen HAHNEMANN und HEGEL deutlich dokumentieren, ohne daß sich diese beiden gegenseitig beeinflußt hätten. Aber wir wissen, daß eine Zeit in der man lebt, eine unheimliche Beeinflussung ausüben kann.

Die hier versuchte Deutung der Homöopathie mit Hilfe der HEGELschen Theorie kann sich auf einen Hinweis bei HEGEL selbst stützen.

So charakterisiert HEGEL in der Naturphilosophie das Heilmittel als eine Substanz, die in »minder mächtiger Form« als die Krankheit selbst dem Organismus appliziert und darum für den Organismus überwindbar wird. Zugleich aber überwindet damit der Organismus seine Krankheit. Diese Charakterisierung des Medikamentes schließt mit dem Hinweis: »Besonders in der homöopathischen Therapie gibt man ein Mittel, das fähig ist, dieselbe Krankheit im gesunden Körper hervorzurufen. Das ist die Grundlage des »Similia similibus curentur«. Einmal der Mensch mit seiner Symptomatik, auf der anderen Seite der Arzt und das Arzneimittel, das bei der Prüfung am gesunden Menschen eine ähnliche Symptomatik hervorbringt.«

Auch wenn HEGEL den tiefen Zusammenhang von *derselben* Krankheit sieht, was ja nicht der Fall ist, so weist eine Formulierung aber auf die Kenntnis der Entsprechung zwischen Arzneimittelbild und Krankheit hin. Die Bezugnahme auf die von HAHNEMANN entdeckte Ähnlichkeitsregel ist hier ganz deutlich und offensichtlich.

In HEGELS Bibliothek befand sich ein Buch mit homöopathischen Anwendungen und Erklärungen der Homöopathie.

So will ich also versuchen homöopathische Leitbegriffe, so wie von HAHNEMANN vorgeführt, im folgenden mit HEGELschen Begriffen zu analysieren, da HEGEL über das für diese Aufgabe notwendige und ausreichend differenzierte Begriffsinstrumentarium verfügte. HAHNE-

MANNS theoretische Überlegungen zur Erklärung der Heilmethode wurde durch die von HEGEL bereitgestellte begrifflich scharfe Bestimmung präzisiert, dadurch prägnant und konsistent.
Mir geht es nicht darum mit meinen Worten deutliche argumentative Hilfe für die Therapie homöopathischer Ärzte zu geben. Aber wir sollten uns darüber im klaren sein: eine spekulativ-philosophische Analyse der homöopathischen Begriffe macht erst deren tiefgreifende Differenz zu einer technisch-instrumentellen Auffassung durch die Schulmedizin sichtbar!

Die Homöopathie ist nämlich, um sie mit einer terminologischen Differenzierung zu kennzeichnen, als *vernünftige* und *konkrete* Heilmethode zu verstehen, schon im Ansatz, d. h. bei einer Charakterisierung und Auffindung des passenden Arzneimittels als Eigentätigkeit des Organismus ins Zentrum zu stellen und thematisiert dadurch den Menschen als Individualität und Totalität.

Aus der Sicht der Schulmedizin, die technisch-instrumentell eine Auffassung einer isolierenden Sicht des Organismus begreift, ist sie so eine nur abstrakt die Funktion und Organe isolierende Auffassung.
Im folgenden möchte ich hier kurz interpretieren, daß die homöopathischen Grundgedanken durch die HEGELschen Begriffe des Organismus der Gesundheit und der Krankheit als Ausgangspunkt und Leitfaden in einem praxisorientierten Zusammenhang stehen. So bleibt das systematische Fundament der HEGELschen Gedanken unentfaltet, vorausgesetzt HEGELS Theorie wird nur insoweit hier hereingezogen, wie sie zur Deutung der Wirkungsweise und Wirksamkeit der Arzneimittel und der Ähnlichkeitsregel nötig ist.
Wir wollen einmal kurz folgende Begriffe klären, das ist notwendig.

1.	Systemcharakter des Leibes. Hier haben wir eigentlich die Lebenskraft, die HAHNEMANN bringt.
2.	Die krankhafte Umstimmung des Lebens.
3.	Die Homöopathie, keine Kausalmedizin.
4.	Die daraus entstehenden philosophischen Konsequenzen.

Zu 1. Der Organismus ist ein geschlossenes System, d. h. also alle Organe sind füreinander tätig

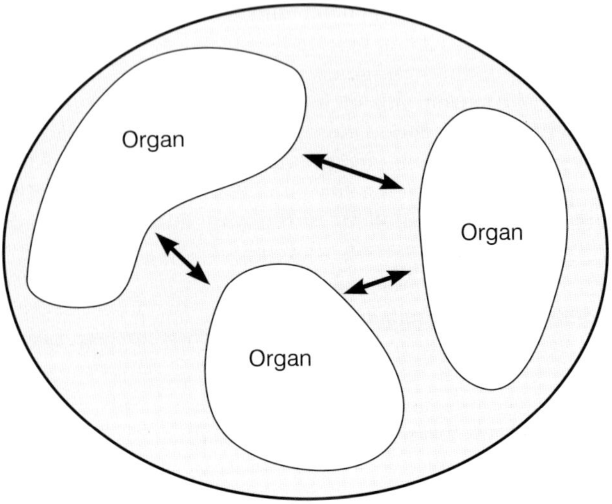

Systemcharakter des Menschen

Das Herz als Organ für den Kreislauf, für alle Zellen im ganzen Körper, um den Sauerstoff mitsamt dem Blut hinzuzufügen. Das Blut seinerseits ist wieder ein »Organ«, das für die anderen tätig ist, auch der Magen, die Lunge, die uns den Sauerstoff aus der Außenwelt herbeiholt usw. So gesehen, ist ein jedes Organ sowohl ein Produzent als auch ein Produkt und Empfänger. Das Blut wird aus verschiedenen Zellen produziert, die aus dem Knochenmark kommen, aus dem Lymphgewebe.

Man kann aber noch weitergehen und sagen: Jedes Organ im Organismus erkrankt nicht als Einzelorgan, sondern – da es in wechselseitiger Beziehung steht, muß es der ganze Organismus sein, der krank ist. Somit kommen wir bereits an die Situation des Individuums heran. Jedes Organ ist Mittel und Zweck füreinander. So existiert die Lunge nicht für sich selbst, sondern für den gesamten Organismus, um ihn mit Sauerstoff zu versorgen, aber auch, um Kohlensäure wieder abzugeben. Diese Vorstellung läßt sich auf alle Organe übertragen: Alle sind Mittel und Zweck zugleich, alle sind Produzent und zugleich Produkt.

In dieser Betrachtung erkennen wir deutlich die Anlehnung HAHNEMANNS an KANT und HEGEL.

Wenn wir weitergehen und sagen, daß im Organismus ein steter Umbau stattfindet, bedeutet dies auch, die Zellen gehen zugrunde. Alle drei Tage gibt es neue weiße Blutkörperchen, bei den roten dauert es etwas länger, an die drei bis vier Wochen. Aber immer entstehen neue Zellen, die sich nach einiger Zeit selbst abstoßen. Ähnliches geschieht mit unseren Haaren.

Stets erkennen wir: es findet ein Umbau statt. Dennoch, es bleiben die ursprünglich gesetzten Werte erhalten, sie gleichen einander und die Identität bleibt dieselbe. Das genetische Profil verbleibt individuell, in jeder Zelle immer das gleiche. So bleibt der Organismus von Paula, Anna oder Otto in seiner genetischen Information permanent identisch, das heißt, er kann sich selbst und seine eigene Identität wieder begreifen. Wir können nichts anderes herbeiführen, er allein, der Organismus, tut es. Es ist also erforderlich, daß eine interne Vernetzung stattfindet, eine Vernetzung dergestalt, daß niemals nur eine einzige Kausalkette konstruiert werden kann.

Die einzigen, die konstruieren können sind der männliche Samen und das weibliche Ei. Kommen sie zusammen, entwickelt sich daraus ein neues Geschöpf. Wichtig bleibt dabei: eine Zelle ist für die andere da. Das will ich hiermit sagen: mit dieser, hier dargestellten Systemcharakteristik eines Körpers, haben wir schon die Grundlagen.

Das ist es auch, was HAHNEMANN unter »Lebenskraft« versteht, eine Individualität und Identität des einzelnen Lebewesens. Oft wird ihm vorgeworfen, diese »Lebenskraft« sei etwas Mystisches, Okkultes. Ich hoffe aber darzulegen: sie ist etwas ganz ganz Klares, Beweisbares. Und was die Identität betrifft, so kann man sie – auch nicht in der Individualität – ja gar nicht sehen. Sie ist nicht beobachtbar und daher immensurabel, nicht meßbar. Genau so ist der Begriff »geistartig« zu verstehen.

Seit 1903 ist die Individualität und die Identität einzelner Menschen bei der Daktylographie der Polizei ein relevantes Indiz!

Im § 9 des Organon finden wir das. Der Begriff »geistartig« ist deshalb so angegeben, weil man ihn nicht sehen, ihn nicht messen kann. Die heutige naturwissenschaftliche Denkweise erfordert Meßbarkeit und Reproduzierbarkeit oder Wägbarkeit. Können wir Identität sehen, ja können wir sie finden, wenn wir einen Menschen treffen das erste Mal? Wissen wir denn, was er für ein Individuum ist? Kennen wir seine Vorstrafen, seine Vordaten, seine persönlichen Krisenmomente oder gar seine guten Seiten?

Das »Geistartige« ist nichts Okkultes, sondern etwas sehr Klares. Das heißt also, weil es nicht beobachtet wird, wird es geistartig im Sinne der alten Zeit genannt.

Zu 2. Krankhafte Umstimmung des Lebens, Krankheit. Hier wird das Lebensprinzip umgestimmt, die Lebenskraft, eben das wesentliche Prinzip der Gesundheit wird verstimmt. Bitte, hier liegt eine interne Situation vor. Das ist genau wie beim Musikinstrument. Nehmen wir doch als

Beispiel ein Streichquartett: Da ist einmal die A-Seite bei der Violine, wenn sie nur einen halben Ton daneben gestimmt ist, ist nicht nur das Instrument verstimmt, sondern das ganze Quartett folgt dem Mißton und ist nicht mehr schön anzuhören, so daß uns die Gänsehaut den Rücken rauf und runter läuft. So einfach ist das. Das heißt also, hier findet eine Verschiebung der internen Situation statt.
Wenn im Organismus irgendwo eine Verstimmung da ist, dann ist das ganze Musikstück einfach kaputt, weil ein Ton nicht mehr stimmt, umgesetzt also, ein Organ nimmt mehr als es gibt oder es gibt mehr als es soll. Das ist die Verstimmung. Wenn der Magen mehr Salzsäure produziert als er soll, dann hat der Mensch eben Sodbrennen. Aber Sodbrennen ist nicht die Krankheit, es ist die Verstimmung, die im Magen stattfindet. Aber der Magen ist ja fast wieder in einer parallel geschalteten Situation mit Leber, Darm usw. zusammengesetzt. Abgesehen davon, der Patient kann auch Sodbrennen haben, wenn er keine Magensäure hat, z. B. durch Kohlehydratgärung. Also ist hier die Kausalität schon gar nicht sicher zu sehen.
Alle Störungen sind vom System abhängig. Das gestörte Lebensprinzip drückt sich auch in der Gesamtheit der Symptome aus. In § 14 des »Organon« lesen wir etwas von *Symptomen.* Die Homöopathie ist eine phänomenologische oder phänomenorientierte Medizin. Wir haben Symptome, das sind die nach außen gekehrten Zeichen der Krankheit, das ist nicht irgend ein Puzzle-Spiel, das man zusammensetzt, um das Arzneimittel zu finden! Nein, es sind tatsächlich die Zeichen der Verstimmung des Organismus.
Wie tut es weh, wenn ein halber Ton daneben gestrichen wird, es besteht dabei aber ein prinzipiell offenes und nicht abgeschlossenes Systembild wie in der Schulmedizin.
Reduktioniertes ist da, wenn die Symptomqualitäten der einzelnen Symptome ein Ganzes darstellen, im homöopathischen Sinn nämlich eine Verstimmung.
Vergleichen wir es doch einmal mit dem Uhrwerk in einer Uhr. Ein Rädchen dreht sich falsch, da drehen dann alle mit. Es ist die Gesamtheit der Symptome, die da ist. Dies finden wir jetzt in der Erklärung von Krankheiten bei KANT wieder, das finden wir bei HEGEL wieder, das ist bei den Philosophen überall zu finden. Aber auch: Es gibt keine Ursache die auf den Organismus wirken soll, nur Reize.
Reize sind keine Causa. Ein Reiz kann die Veranlassung dafür sein, wenn ich mich so ärgere, daß ich jemand ohrfeige. Aber das ist nicht die Causa dafür, die Causa liegt natürlich auch bei mir, weil ich vielleicht ein cholerisches Temperament habe. Die individuelle Reaktion ist eine Responsibilität, etwas größer als die Ursache, als die Wirkung,

auch als die Reize, aber sie muß da sein, um auf Reize antworten zu können.
So ist es auch mit der Lebenskraft, es gibt keine einheitlichen Reaktionen auf Reize. Aber wenn zwei Reize auf einen Menschen zukommen, wenn wir die Lebenskraft interpretieren wollen, wissen wir daß neue Reize alte Reize auslöschen.
Es gibt unendlich viele Beispiele: Man liegt mit einer Grippe im Bett, man kann sich kaum bewegen. Da schreit einer »Feuer, Feuer, rette sich wer kann!« Dann springen wir auch mit 40 Grad Fieber aus dem Bett heraus, ganz schnell, mit Sicherheit, holen uns die Brieftasche und laufen davon. Verstimmte Lebenskraft ist flexibel, sie kann also ausgelöscht werden.
Herrschende Symptome werden durch Arzneimittelsymptome gelöscht, das heißt, wir können am Gesunden eine Arzneimittelprüfung vornehmen und werden ein Arzneimittelbild bekommen, das eben der Krankheit sehr ähnlich ist.
Die Arzneimittelkrankheit löscht die Verstimmungskrankheit aus, wir haben also eine homöopathische, eine **Systemtherapie**. Die Kausaltherapie, wie in der Schule, versucht die Ursache anzugehen, aber die Ursache existiert ja in der Form nicht, denn die Bakterien sind ja ein Teil der Ursache. Die Nebenerscheinungen sind dann, bei den Arzneimitteln die gegeben werden, eine neue Symptomatik.
Zu 3. Ähnlichkeit ist nicht Gleichheit. Das zeigt uns das nachfolgende Bild der Ente von PAWLOW. Die »Enten« sind ähnlich, aber nicht gleich. Ente oder Hase?

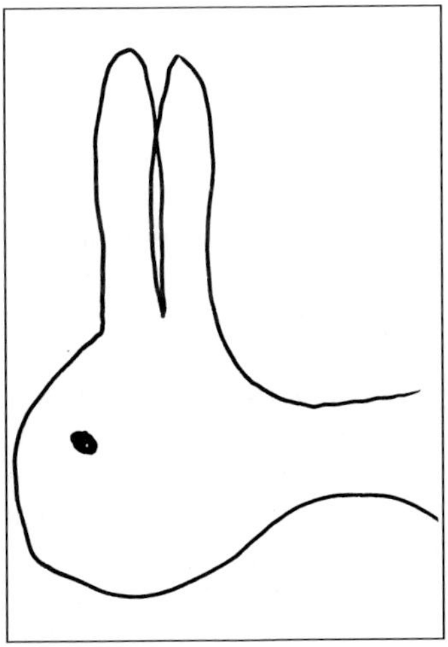

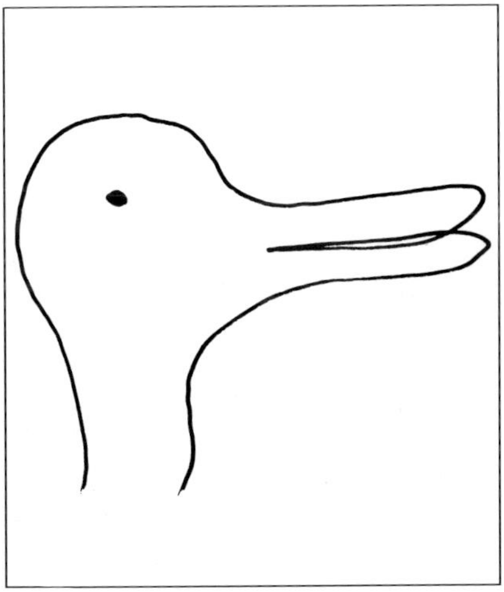

So ist es auch hier. Die Krankheit, die der Patient mit seiner Symptomatik hat, ist nicht dasselbe wie das Arzneimittelbild. Das ist keine Krankheit, sondern nur wegen ihrer Symptome eine **Kunstkrankheit**. Das Ähnlichkeitsprinzip führt zu vertiefender Interpretation, nämlich: Die Arzneimittelsubstanz in ihrem Wesen, auch mit ihrem Arzneimittelbild, ist ähnlich der Krankheit im Organismus.

Der Organismus muß sich jetzt auseinandersetzen mit dem Arzneimittel und dessen Krankheit. Dieses Arzneimittel mit seinen Symptomen ist ihm ja nicht fremd durch die Krankheit. Mit seiner neuen Reaktion kämpft er gegen die Verstimmung durch dieses Arzneimittel. Der Organismus wird jetzt aktiv, er braucht ein Mittel, um sich von der Verstimmung distanzieren zu können, er muß einen Anstoß bekommen, er muß einen Reiz bekommen, einen winzigen Reiz, eine winzige Dosis!

Ravel sagt: »Die stärkste Kraft der Welt ist das Pianissimo!« Genauso wie die Krankheit durch einen Reiz entsteht, muß der Organismus einen *Reiz* bekommen, und die *Arznei* ist praktisch das *ähnliche Mittel.*

Was wir hieraus entnehmen können ist nun tatsächlich die Grundidee der Philosophie der Hahnemannschen Lehre:

- Wir sehen hier, der Organismus wird zum Maßstab seiner eigenen Heilung.

Man kann sich deshalb von der antiken Verwendung der Regel, »Gleiches mit Gleichem«, absetzen. Auch von der Signaturenlehre, denn im Gegensatz dazu ist ja bei Hahnemann eine rationelle Idee dabei, die nicht bloß auf vagen Analogien und geahnten sympathischen Beziehungen beruht.

- Der Organismus selbst zeigt, welche Substanz seine Heilung anzuregen in der Lage ist.

Denken wir an die Symptome, die der Organismus macht. Symptome, die vom Arzneimittel herkommen, die gleichen, oder die ähnlichen.

Hahnemann wird in allen seinen Büchern nicht müde zu betonen, daß sich die Verstimmung der Lebenskraft in der *Gesamtheit der Symptome* darstellt. Leibliche, geistige und seelische Symptome, das sind die Zeichen der Krankheit. Sie sind auch sichtbar und hörbar, wenn die Lebenskraft und ihre Verstimmung auch noch als unsichtbar gelten. Wir wissen von der Homöopathie, was die Wirklichkeit anbelangt, existieren Hunderte von Berichten über geheilte Patienten. Hinsichtlich der Wirksamkeit sind diese de facto von den modernsten Naturwissenschaften belegt. Wir wissen, daß unendlich viele Untersuchungen laufen, deren Ergebnisse teilweise schon bekannt sind und die unendlich viel zeigen und nachweisen, daß die Homöopathie auf dem richtigen Weg ist.

Zu 4. Wenn wir aber, im Gegensatz zu solchen empirischen Fragestellungen, auch theoretische Grundlagen des empirischen Konzeptes als a priori möglich begründen können, so drehen sich die folgenden kurzen Überlegungen allein um die Frage, ob nicht das Konzept der Stimulation, insbesondere der Begriff der spezifischen, nach der Ähnlichkeitsregel konzipierten Stimulation des Organismus letztlich als das der Verfassung des Organismus angemessene Verfahren aufzuweisen wäre. Ließe sich nämlich eine philosophische Begründung für die größere strukturelle Adäquanz des Homöopathischen Prinzips gegenüber der naturwissenschaftlichen Medizin erbringen, dann wäre diese das Sachliche und strukturell die Diskussion neu Anzustachelnde, das der Homöopathie jenseits vorgefaßter Abneigungen und unreflektierter Ablehnung, starkes Gehör verschaffen könnte. Es ist nicht ausgeschlossen, daß eine philosophische, nicht empirische Argumentation die Stärke der homöopathischen Konzeption weit besser herauszustellen vermag als alle noch so eindrucksvollen Heilerfolge. Denn die philosophischen Rekonstruktionen würden die Erfolge der Homöopathie auch begreifbar machen, die ohne ein solches Verständnis ein bloßes, wenn auch bewundernswertes Faktum blieben.

In diesem Sinne ist auch eine Bemerkung HAHNEMANNS zu verstehen und aufzunehmen – auch der Grund, warum es hier geschrieben bzw. vorgetragen wird – in der er die Philosophie nicht nur als die höchste aller Wissenschaften bezeichnet, sondern auch das Element aller anderen. Denn ohne Philosophie kann keine Wissenschaft bestehen, vor allem aber nicht die Medizin.

1.2 Ausklang

Stufen

Wie jede Blüte welkt und jede Jugend
dem Alter weicht, blüht jede Lebensstufe,
blüht jede Weisheit auch und jede Tugend
in ihrer Zeit und darf nicht ewig dauern.

Es muß das Herz bei jedem Lebensrufe
bereit zu Abschied sein und Neubeginne,
um sich in Tapferkeit und ohne Trauern
in andre, neue Bindungen zu geben.

Und jedem Anfang wohnt ein Zauber inne,
der uns beschützt und der uns hilft zu leben.
Wir sollen heiter Raum um Raum durchschreiten,

an keinem wie an einer Heimat hängen.
Der Weltgeist will nicht fesseln uns und engen;
er will uns Stuf' um Stufe heben, weiten.
Kaum sind wir heimisch einem Lebenskreise
und traulich eingewohnt, so droht Erschlaffen:
nur wer bereit zu Aufbruch ist und Reise,
kann lähmender Gewöhnung sich entraffen.

Es wird vielleicht auch noch die Todesstunde
uns neuen Räumen jung entgegensenden.
Des Lebens Rat an uns wird niemals enden ...
Wohlan denn, Herz, nimmt Abschied und gesunde!

HERMANN HESSE

Meine Arbeit neigt sich dem Ende zu, sie erscheint mir heute wie ein Dach über dem Ganzen, das alles zusammenhält. Rückblickend kommt sie mir vor wie der Bau eines Hauses. Erstens muß man sich dabei nach den vorgegebenen Möglichkeiten richten wie sie durch die Geometrie des Raumes und durch die Eigenschaften der von unserer Erde und ihren Menschen bereitgestellten Materialien begrenzt werden. Zudem ist die ästhetische Konzeption und Planung des Architekten einzubeziehen, der seinerseits Standort und umgebende Landschaft sowie den Charakter ihrer Bevölkerung berücksichtigen muß. Nicht zuletzt darf man die Ansprüche und Wünsche und die Behaglichkeit der Menschen nicht vergessen, die anschließend das Haus bewohnen wollen.
Dann erst mußte ich beginnen nach statischen und handwerklichen Gesetzen, wie der Baumeister mit der Wasserwaage und dem Senkblei, das Haus aufzurichten. Schließlich, nachdem vom Gebälk der letzte Zapfen gefügt ist, gilt es, das Dach, nämlich einen echten harmonischen Wurf, »darüber zu werfen«.
Wenn alles mit rechten Dingen zugeht, sollte man aus den drei verschiedenen Fakten, den naturgegebenen, den künstlerischen und den handwerklichen, eine harmonische Einheit bilden können, oder besser, es sollte eine solche Einheit entstanden sein.
Gelingt das, dann haben wir ein passendes Beispiel von Harmonik. Harmonik bedeutet, daß das Leben HAHNEMANNS in seinen mannigfaltigen Beziehungen kreuz und quer zu allen Künsten, Wissenschaften, und politischen Ereignissen betrachtet worden ist. Dann sollte es bei den Gedanken darüber zu einem Klingen kommen, zu einem Klingen in Ihrem eigenen Herzen, so wie es bei mir auch der Fall war.

Deshalb will ich mein Schlußwort hier auch »Ausklang« nennen, nicht ohne dabei an ein langsames Verklingen, das lange anhalten soll, zu denken. Erinnern wir uns, daß auch in der Malerei bei vielen Menschen bei der Betrachtung eines Bildes die Musik eine Rolle spielt. Viele griechische Tempel sind mathematisch genau nach den damals herrschenden Tonarten aufgebaut, so daß man sie auch in Musik setzen oder malen, aber auch in der Literatur darstellen kann. Das gleiche gilt für gotische Kathedralen und romanische Kirchen, aber auch für Fachwerkhäuser und für ganz moderne Autobahnkreuzungen.

Die Person HAHNEMANNS ist nun einmal nicht nur über seine eigene Persönlichkeit oder mit Hilfe seiner eigenen Werke und Texte zu vermitteln. Vielmehr sollte seine Konzeption im Rahmen dieser synchronoptischen Zeittafel zur Geschichte der Künste, Wissenschaften, politischer Ereignisse und medizinischer Entwicklungen dazu beitragen, ihn selbst und die Bedeutung seines Werkes zu verstehen.

Bei den »alten Hochkulturen« war der Begriff des »grenzüberschreitenden Kulturverständnisses« schon wesentlich vertrauter.

Kolonisten und Reisende berichteten über die Musik, die Wissenschaft und über die Künste anderer Länder, die dann zu uns gebracht wurden. Wir erfuhren, daß Literaten ihre Stoffe über Persien, Indien nach Europa brachten und somit etwas von dem Ambiente einer fremden Welt, über arabische Vermittlungen, über Medizin und Mathematik.

GOETHE setzte hier eine Hoffnung in die Umsetzung seiner Idee einer Synchronopse aller Zeitalter: »Die Nationen sollen ... einander gewahr werden, sich begreifen und wenn sie sich wechselseitig nicht lieben, dann mögen sie einander wenigstens dulden lernen.« Genauso muß man nicht nur die politische Seite der Weltliteratur sehen, sondern auch die Zeit der Politik, in der HAHNEMANN lebte. Die Epoche, in der er seine Ideen verwirklichen konnte, wo er eingebunden war in eine Zeit von Revolution, von Renaissance.

Historische Katastrophen wie Kriege spiegeln sich im Datengerüst einer solchen Synchronopse wider, wenn ganze Generationen nahezu ausgelöscht werden wie im 30jährigen Krieg. Auch die Musik mußte sich häufig genug dem politischen Geist unterwerfen sowie die Literatur, die in diesem Geist Wege bereitete, aber auch Grenzen setzte. Wie auf Zeiten höchster Kreativitäten solche von Reflektion, Bestandsaufnahmen oder epigonaler Nachahmung folgten. Wir müssen daher HAHNEMANNS Produktivität und Wirkungsgeschichte im Raster der seine Lebenszeit umgebenden historischen Daten sehen. Nur so werden wir ihn angemessen verstehen.

Die Texte dieses Buches versuchen den Zusammenhang der Epoche

aufzuzeigen und die Vielzahl der Künster und Wissenschaften einzuordnen. Die integrierten Tabellen und die Falttafel in der Buchmitte sollen mit zusätzlichen Kurzinformationen den Text ergänzen und zu einem Abriß der Zeit von HAHNEMANNS Leben machen.
Man sollte sich aber auch zu den einzelnen Künstlern und Wissenschaftlern die einschlägige Originalliteratur vornehmen, sollte sich die Bilder dieser Zeit ansehen und sei es nur in Abbildungen, und sich die Musik dieser Zeit vorspielen. Dann hat man den richtigen Einstieg in eine solche Synchronopse und so wird sie auch zu einem aufschlußreichen Gang durch die Geschichte der europäischen Kultur der Künste, Wissenschaften und der Technik.
Hier liegt auch der große Vorzug einer synchronoptischen Darstellung. Nicht nur in der Faktensammlung, wie z. B. nach dem Motto »auf die Gotik folgt die Renaissance«, sondern historisch zutreffend im Zusammenwirken homogener und divergierender Kräfte einer Zeit, in der HAHNEMANN wirkte, in der er groß geworden ist. So groß, daß er damals, aus heutiger Sicht, ein kleines Samenkorn darstellte für das, was heute entstanden ist.
So gesehen will eine Synchronopse dem Leser den Weg durch die Geschichte der Kunst freimachen, sie will auch bedeutsame Wegmarken in der Geschichte der Technik und Wissenschaften aufzeichnen, mit all ihren großen und faszinierenden Ereignissen. Große Kunstwerke, wissenschaftliche Leistungen und politische Revolutionen und Stillstände sollen aufgezeigt werden. Von der Detailinformation zum großen Zusammenhang, von der Individualität des einzelnen berühmten Mannes soll die sinnvolle Wanderung durch die Geschichte führen.
Sehen wir nun auf die Zeit HAHNEMANNS in der Perspektive des angeschlossenen Rückblickes zurück? So sollte es sicher nicht sein. Vielmehr soll sie uns aufzeigen, daß innerhalb des Prozederes der Weltgeschichte das, was wir heute »Fortschritt« nennen, doch eigentlich ein Fortschreiten von der Mitte ist. Daß das, was wir eine »industrielle-technische Revolution« taufen, inzwischen möglicherweise mehr zerstört als Fortschritt bereitet.
Wir müssen uns einmal überlegen, ob nicht *alle menschlichen Handlungen* in ihrer Grundhaltung bei der Arbeit eines schöpferischen Wissenschaftlers oder Künstlers eine große Rolle spielen. Wir sollten nicht vergessen, daß bei allen großen Leistungen, angefangen von HAHNEMANN bis zu vielen seiner berühmten Zeitgenossen – und diese Zeit war vollgefüllt mit exzellenten und elitären Geistern – wir trotzdem wieder als besonderen Fortschritt Vertrauen bekommen sollten zu der größten harmonikalen Schönheit, nämlich Vertrauen in die Einfachheit und Einheitlichkeit der Schöpfung.

Lassen Sie mich hier die Haltung in EINSTEINS eigenen Worten zum Ausdruck bringen, die sich auf BOHRS wichtige Entdeckung des Atom-Modells beziehen. Ich entnehme diese Stelle dem Buch von HOFFMANN und DUKAS: »Einstein als Schöpfer und Rebell«, Seite 206. Diese Stelle bezieht sich auf das Äquivalenz-Prinzip von EINSTEIN:
»... daß diese schwankende widerspruchsvolle Grundlage hinreicht, um einen Mann mit dem einzigartigen Instinkt und Feingefühl Bohr's in den Stand zu setzen, die hauptsächlichen Gesetze der Spektrallinie und der Elektronenhülle der Atome nebst deren Bedeutung für die Chemie aufzufinden, erschien mir wie ein Wunder – scheint mir auch heute noch wie ein Wunder. Das ist höchste Musikalität auf dem Gebiet des Gedankens ...«
Übertragen wir doch diesen Gedanken von EINSTEIN über BOHR auf HAHNEMANN. Auch er hat in dieser damals so schwankenden, widerspruchsvollen Grundlage zwischen naturwissenschaftlichen Erkenntnissen, mathematisch-physikalischen Fortschritten, pharmakologisch-toxikologischen Errungenschaften, schwankend dagestanden, und es erscheint wie ein Wunder hier einen Mann mit einem solch einzigartigen Instinkt und Feingefühl wie HAHNEMANN zu finden, der neue Richtlinien fand, wie man einen Menschen, der krank geworden ist, heilen kann.

> Nicht die Krankheit, sondern den kranken Menschen heilen! Und, HAHNEMANN postuliert es im § 1 des »Organon«: ... des Arztes höchster und einziger Beruf ist, kranke Menschen gesund zu machen, was man heilen nennt.«

Der Begründer der Homöopathie baute ein Haus, in dem wir alle, die heilen wollen und Heilung suchen, einen Platz finden, in dem wir sowohl die Einfachheit und Einheitlichkeit der Schöpfung als auch den Segen moderner Technik nutzen können.
Ich muß oft an JOSEF VON EICHENDORFF denken, der – ein Zufall – dort geboren ist, wo auch ich das Licht der Welt erblickte und an seine zutreffenden Worte, die ich als Ausklang zitieren möchte:

»Schläft ein Lied in allen Dingen,
die da träumen fort und fort.
Und die Welt hebt an zu singen,
triffst du nur das Zauberwort.«

Literaturverzeichnis

Ackerknecht, E. H.: Therapie. Von den Primitiven bis zum 20. Jh. Enke, Stuttgart 1970
Ackerknecht, E. H.: Medicine at the Paris Hospital 1794–1844.
Appell, R.: Homöopathie – 150 Jahre nach Hahnemann. Haug, Heidelberg, 1994
Brown, J.: Elementa medicinae. Edinburghi 1794, Hildburghusae 1794
Diepgen, P.: Geschichte der Medizin. Die historische Entwicklung der Heilkunde und des ärztlichen Lebens. 3 Bände, Berlin 1949–1965
Diepgen, P.: Hahnemann und die Homöopathie, Freiburg 1926
DTV-Atlas zur Musik. Dtv, München 1977
Elies, M.: Arbeitsbuch Homöopathie 1. Hippokrates, Stuttgart 1994
Gadamer, H. G.: Über d. Verborgenheit d. Gesundheit. Suhrkamp, Frankfurt/M. 1993
Gumpert, M.: Hahnemann: Die abenteuerlichen Schicksale eines ärztlichen Rebellen und seiner Lehre der Homöopathie. Berlin 1934
Haehl, R.: Ein Arzt wird Rebell. Limpert, Berlin 1943
Haehl, R.: Samuel Hahnemann. Sein Leben und Schaffen. 2 Bde. Leipzig 1922
Hahnemann, S.: Organon der rationellen Heilkunde. Dresden 1810
Hahnemann, S.: Organon der Heilkunst. 2. A. Dresden 1819
Haller, A.: De partibus corporis humani sensibilibus et irritabilibus. Die 22 April 1752. Commentarii Soc. Reg. Sci. Gottingensis Tom. 2 (1753)
Hermes Handlexicon Synchronopse der Malerei. Econ, Düsseldorf 1983
Hermes Handlexicon Synchronopse der Weltliteratur. Econ, Düsseldorf 1983
Hufeland, C. W.: Bemerkungen über die Brown'sche Praxis. In: »Journal der practischen Arzneykunde und Wundarzneykunst«, Bd. 4,1 (1997)
Isensee, E.: Neuere u. neueste Geschichte der Heilwissenschaften u.ihrer Literatur. Geschichte d. Medizin, Chirurgie, Geburtshilfe, Staatsarzneikunde, Pharmazie und anderer Naturwissenschaften und ihrer Literatur. 2. Theil, 4. Buch, Berlin 1843
Nachtmann, W.: Samuel Hahnemann als Arzt u. Forscher. Wunschdenken u. Wirklichkeit. In: Jahrbuch d. Instituts für Geschichte d. Medizin«, Bd. 5, Stuttgart 1987
Preuss, E.: Der 20jährige Hahnemann. Schwabe, Leipzig 1930
Ritter, H.: Samuel Hahnemann. Begründer der Homöopathie. Sein Leben und Werk in neuer Sicht. Haug, Heidelberg (1974), 1986
Ritter, H., Wünstel, G.: Homöopathische Propädeutik. Hippokrates, Stuttgart 1984
Schmeer, E.: Homöopathie – Psychosomatik – Paramedizin. Verlag Grundlagen und Praxis, Leer 1982
Schmidt, J.: Die philosophischen Vorstellungen Samuel Hahnemanns bei der Begründung der Homöopathie. Sonntag, München 1990
Schramm, H.-J.: Homöopathie u. naturwissenschaftl. Med. Hippokrates, Stuttgart 1984
Schramm, H.-J.. Psychosomatik und Homöopathie. Hippokrates, Stuttgart 1994
Schwanitz, J.: Homöopathie u. Brownianismus 1795–1844. Stuttgart/New York 1983, 1987
Tischner, R.: Samuel Hahnemanns Leben und Lehre. Haug Ulm 1959
Toellner, R.: Albrecht von Haller. Über die Einheit im Denken des letzten Universalgelehrten. In: Beihefte zu Sudhoffs Archiv, Bh. 10; Wiesbaden 1971
Weizsäcker, K. F. v.: Zeit und Wissen. Hanser, München–Wien 1992
Weizsäcker, V. v.: Pathosophie. Van den Hoeck & Ruprecht, Göttingen 1956
Wittern, R.: Zum Verhältnis von Homöopathie und Mesmerismus. Aus: Franz A. Mesmer und die Geschichte des Mesmerismus.